慢性疼痛の精神療法

トラウマ処理、CBT、臨床催眠

杉山登志郎【編著】
臼井千恵・外 須美夫・松木 繁【著】

誠信書房

編著者まえがき

筆者は児童精神科医である。しかしこの10年あまり，子ども虐待の親子への治療を行う機会が増え，その結果，重症のトラウマをもつ親子への併行治療を数多く経験することになった。子どもが発達性トラウマ症（van der Kolk, 2005），親が複雑性PTSD（以下C－PTSD; Maercker et al., 2022）という組み合わせの親子である。

するとその中に著しい慢性疼痛を示す症例が散見された。単に慢性疼痛ということであれば，C－PTSDの症例において何らかの痛みの訴えはほぼ全員に認められるが，そのレベルではなく，疼痛によって日常生活に著しい支障が生じている症例である。これらの症例は例外なく大変に難治性であった。さらにその中に，ごく少数ではあるが，線維筋痛症という診断が当てはまる症例が認められた。この場合にはさまざまな治療手技を総動員しても改善が十分に認められなかった。疼痛のために歩行困難になり，さらに痛みで失神するなど，著しい生活上の悪化が生じていくのを追うことになり，治療者として無力感を抱くことが多かった。

痛みは本来，生体を守るための防御システムである。その痛みによって，生活全体がままならなくなり，活動の著しい制限，さらには希死念慮まで起きてくる。この不条理さに，筆者は強い不思議さを感じた。

さらに，疼痛について治療を依頼できないか専門家を探してみて，治療のシステム自体が大変に滞っていることに直面した。慢性疼痛患者は患者の数に治療が追いつかず，例えばある大学病院の疼痛専門外来の受診待機は，こと慢性となると実に1年を越える。さらに慢性疼痛の名前が付された某学会の理事を務める医師に症例を紹介してみて，その医師が実はまったく重症の疼痛への治療ができないことにも直面した。わが国において，慢性疼痛への治療システムは十分とはいえない状況にあり，筆者が経験した重症のトラウマが基盤にある疼痛や線維筋痛症の場合，治療の専門家自体が未整理と言わざるを得ない状況であるようだ。

もちろんのこと，痛みは普遍的な症状であり，さまざまな病因の病気が絡むため，総合医療が必要になる。そのために，「痛み外来」のような，麻酔科，整形外科，そして精神科など，複数の科の専門家が集まった診療が必要になるため，治療の場の整備は大変な作業にならざるを得ず，臨床の場は試行錯誤を繰り返しながらつくられてきた。筆者がここで未整理と述べるのは，重症の精神医学的問題が病因の基盤に想定される慢性疼痛への治療である。

かくして筆者はこの問題に正面から取り組んでみたいと考えるようになった。本書において取り上げるテーマは，難治性疼痛症例への精神療法である。さらに，次作では慢性疼痛の実践報告を中心にまとめる予定である。

編著者　杉山登志郎

目　次

慢性疼痛の精神療法

——トラウマ処理，CBT，臨床催眠——

第1章

慢性疼痛における身体と精神の連関

外　須美夫

I　はじめに

私が本章を担当することになったのは，杉山登志郎先生から次のようなメールをいただいたことが発端である。

「子ども虐待の臨床で，親子併行治療を行う中で，親の側の少なからずにトラウマ絡みの難治性疼痛が認められます。痛みという本来は生存のための装置が，生活を著しく悪化させている様は本当に不思議で，精神科のサイドからもっと深く，慢性疼痛について取り組めないでしょうか。」

麻酔科医の私にとって精神と痛みはハードルの高いテーマであるが，日ごろの臨床で精神と慢性の痛みが密接に結びついていると実感しているので，私にもできることがあるのではないかと快く引き受けた次第である。

読者の皆さんの多くは，医療や福祉，保育等の現場で臨床に関わる方々，さらに，大学院生，大学生，臨床心理士の資格取得者あるいは資格を目指す人たちではないだろうか。精神発達や臨床心理に興味をもっておられる皆さんに，痛み，特に慢性の痛みについてお話しする。

第１章は，痛みの総論として「身体と精神の連関」について，第５章では，慢性疼痛の治療，特に東洋医学的アプローチについて述べる。

Ⅱ　痛みとは何か

1．痛みの定義

さて，痛みとは何だろうか？　国際疼痛学会が出している定義（IASP, 2020）を紹介する。英語では“An unpleasant sensory and emotional experience associated with, or resembling that associated with, actual or potential tissue damage.”と表現されており，日本語では「実際の組織損傷もしくは組織損傷が起こりうる状態に付随する，あるいはそれに似た，感覚かつ情動の不快な体験」と訳されている。アンダーラインの部分は2020年に新しく加えられた個所である。痛みは組織の損傷と実際にあるいは潜在的に何らかの関係のある感覚かつ情動の不快な体験と定義されていたが，「resembling」という「それに似た」という言葉が入ったことで，組織損傷と関係しないものも含まれるようになった（Raja et al., 2020）。

2．痛みの特徴

痛みは身体に危険を知らせる信号である（表1−1）。人は，本能的に無意識的に，痛みから遠ざかろうとする。火やトゲや鋭いもの，痛いもの，痛い場所から遠ざかろうとする。痛みは一般的に，漠然とどこかが痛いのではなく，足が痛い，腰が痛い，首が痛いというように体の特定の部位に関連している。実質的に，あるいは潜在的に（あるいは類似的に），身体のどこかが傷ついている。必然的に痛みはつらい，あるいは不快な情動とつながっている。

痛みによって人は危険を回避でき，傷を悪化させないですむ。痛みによって体の異常や疾患が明らかになり，治療を受けるきっかけになる。痛みがあるために私たちは生き延びることができる。さらに痛みのない時のありがたみがわかり，自分の痛みを通して，他人の痛みを理解することもできる。正に心の痛みという言葉もあるように，痛みは人間的共感を養ってくれるもの

表1－1　痛みの特徴

1．（本能的に，無意識に）人は痛みから遠ざかろうとする
2．（一般的に）身体の部位に関連している
3．（実質的に，潜在的に，類似的に）身体のどこかが傷ついている
4．（必然的に）痛みは「つらい」あるいは「不快な」情動とつながっている

表1－2　痛みの分類

1．部位による分類：筋肉痛，関節痛，内臓痛など
2．原因による分類：生理痛，胆石痛，術後痛など
3．病態（機序）による分類：侵害受容性疼痛，神経障害性疼痛，痛覚変調性疼痛
4．時相による分類：急性痛，慢性痛

でもある。

しかし，痛みは取り去るべきものでもある。痛いままだと通常の生活や活動ができない。交感神経が緊張して心拍が速くなり，血圧が上がり，末梢循環が悪くなる。痛みがあると痛み以外のことが考えられなくなる。そして，痛みが心の領域を侵していく。憂鬱になり，その人らしさをなくし，死にたくもなったりする。痛みは身体を守るという点からはありがたいものであるが，同時に心と体に悪影響を及ぼすつらいものでもある。

3．痛みの分類

痛みにはいろんな分類法がある（表1－2）。筋肉痛，関節痛，内臓痛など，部位による分類や，手術の後の痛み，胆石痛，生理痛など，原因による分類，急性痛，慢性痛といった時相による分類もある。なかでも，病態（機序）による分類は治療する上で重要な意味をもっている。病態がわかれば，その病態に応じた治療法へと結びつくからである。

病態による分類として，侵害受容性疼痛，神経障害性疼痛，痛覚変調性疼痛がある（IASP, 2020）。侵害受容性疼痛は侵害受容器（痛み信号を発する受容器）が刺激されて起きる痛みで，神経障害性疼痛は痛みを伝える神経が障害されて起きる痛みである。さらに，痛覚変調性疼痛は，組織の損傷による侵害受容器の刺激や神経の障害はないが，痛みの知覚や認知の変調で起きる痛みである。

Ⅲ　痛みの意味

1．痛みの語源

痛みを語源から考える。痛みは英語では pain，それはギリシャ語の「penalty」／「punishment」を意味する poine からラテン語の poena を経て，英語化されたものである。それゆえに，pain は罰であるという語源的な意味をもっている（IASP, 2020）。

しかし，日本語の「痛み」は罰の意味をもたない。日本語の痛みは，程度が激しいという「いたし」から出てきた言葉であり，それは程度が際立っているというだけであって，例えば「いたく立派だ」という場合も，「いたくかわいそうだ」という場合もある。

このように英語と日本語では，痛みに語源的な違いがあるが，さらに文中の表現でも意味合いが異なっている（図 1−1）。英語では“I have pain in my leg. I feel pain in my leg.”と言う。私（I）すなわち私の脳（心や精神）

I have pain in my leg. I feel pain in my leg.	（私は）足が痛い
私＝脳（精神・心）は， 痛みを足に感じている	私＝身体は， 痛い足である
外部観測 客観 静的	内部観測 主観 動的

図 1−1　英語と日本語の痛み表現の違い

は，痛み（pain）を足（leg）にもっている，あるいは感じている，というように痛みを外部観察的に表現する。客観的で静的な表現といえるだろう。

一方，日本語では「（私は）足が痛い」と表現する。それは，私＝痛い足であり，私という存在は足が痛いそのものである。それは，内部観測的で主観的な動的な表現といってもいいのではないだろうか。痛みを対象化する英語表現と，痛みを自己化する日本語表現の違いがそこにあるように思われる（外，2005）。

2．さまざまな領域での痛みの表現

痛みとは何だろうか。医学以外でもさまざまな領域で痛みが表現されている。

17 世紀のイギリスの詩人で『失楽園』の著者であるミルトンは "Perfect misery is pain, the worst of all miseries; and in excess, overcomes all patience"「苦痛は，まさに悲惨の極限であり，凶事中の凶事であり，その勢いの極まるところ，遂には一切の忍耐力を覆し去るものなのだ」と痛みの悲惨さを文学的に表現している（ミルトン／平井，2019）。

詩人の長田弘は，朝日新聞に「痛み様」へという空想の手紙を書いている（長田，1997）。

「あなたほどわたしにとって親しいものはありません。けれども，あなたについてほど，わたしが何も知らないものもありません。（略）あなたなしの人生は，この世にありません。人間にはあなたなしの歴史はなく，文明とよばれるものさえも，あなたなしにはありません。いつの世のどんな人も，あなたには克（か）てませんでした。わたしはあなたが好きではありません。しかし，人間の高慢や思い上がりを断じてゆるさないのが，あなたです。

『痛み』が，あなたの名です。」

日本のホスピスの先導者で淀川キリスト教病院にホスピスを開設した柏木

哲夫の次の言葉は，患者さんにとって痛みがどのような意味をもつのかを本質的にとらえている（柏木，2002）。

「痛みは患者を現在に閉じこめてしまう。痛みがあると患者は現在から逃れられない。患者を現在に閉じこめてしまう痛みから解放する時，患者は過去を振り返り，未来を思うことができ，健全な継時的自己同一性を獲得することができるのである。」

緩和ケアの開拓者だった柏木氏の痛みへの深い洞察をみることができる。

3．精神科的あるいは哲学的な痛みの意味

ここに紹介する精神科的痛みの解釈は，2000年の『精神科治療学』（2000）という雑誌に掲載されたものである。痛みの精神科的分析が数人の専門家によって記述されている。

「疼痛は単に被覆された抑うつ気分であるよりむしろ，さらなる抑うつへ落ち込むことへの防衛である。」

「痛み傾向を持つ患者は意識的・無意識的な罪悪感が顕著であり，痛みがその賠償としての意味で相対的な満足を与えること，生活史に苦痛や敗北，成功に耐えられない点が認められること，満たされない強い攻撃的欲動があり，その代わりに痛みが体験されること，重要な関係がおびやかされたりそれを失ったりした時，それを補填するものとして痛みが出現することなどの人格的特徴をもつ。」

「痛みは対象喪失に固有な反応である。……慢性疼痛はなんらかの対象喪失をこうむりながら，その喪がなされず，対象喪失による心の悼みに代わって身体の痛みが出現したものである。」

また，人格特性として「慢性疼痛を医療者に執拗に訴える患者は世間から身をひき，自分の身体にのみ注意がいき，これが最大の関心事になってい

る。慢性疼痛者は自己愛的な状態に陥っている」という記述もある。

一方，痛みは哲学的にも解釈されてきた。近代哲学の祖といわれているデカルトは精神と身体の二分論を唱えた。デカルトは痛みを「精神が身体と合一し，いわば混合していることから起こるところの，混乱した意識様態にほかならない」と表現している（デカルト／井上ら，2002）。

科学者であり哲学者でもあるパスカル（『パンセ』の著者）は，彼自身がつらい慢性の痛みに苦しんだ。パスカルは，自分も経験している痛みについて次のように述べている（パスカル／前田ら，2001; 北森，1972）。

「われわれが痛みから逃れようとしている限り，われわれはついに痛みを解決することができない。われわれが痛みを自己の内に本質的なものとして愛求し念願するに至る時，われわれは痛みによってかえって自己を強めてゆくことができる。この痛みへの愛によってはじめて，われわれはおそれから解放されるに至る。」

パスカルは敬虔なクリスチャンであった。自分の痛みをキリストの痛みと結びつけ，痛みを愛することによって，痛みを克服することができると表現している。

Ⅳ 痛みの医学

1．痛みの経路

痛みを伝える解剖学的経路，痛みの神経学的伝導路は明確になっている。手や足にトゲが刺さると痛み刺激が起きる。それが脊髄に伝わり，脊髄から視床に情報が伝わり，視床から感覚野に伝達され，痛い，手や足が痛いという感覚に変わる。視床からは，大脳辺縁系にも情報が伝わり，特に扁桃体に伝達され不快な情動に変わる。また前頭前野にも伝わり，痛みの認知が起きる（図1－2）。

これが痛みを脳に伝える経路で，上行性疼痛伝導路といわれるものであ

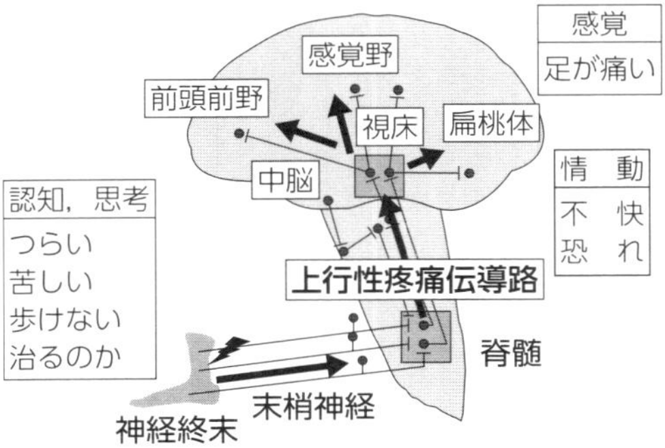

図1−2　痛みを伝える伝導路

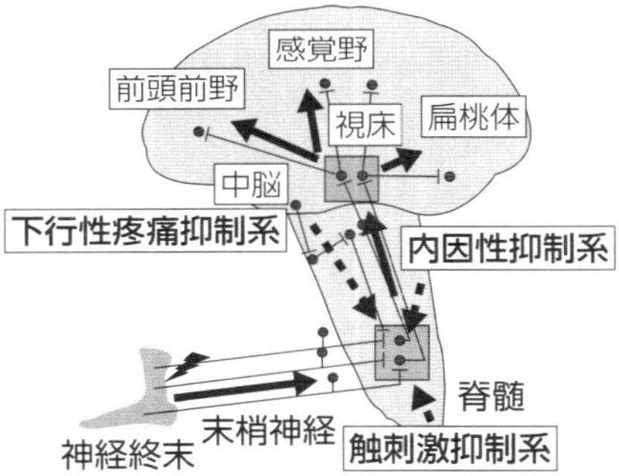

図1−3　痛みを抑える機構

る。感覚野では足が痛いという感覚を生じ，扁桃体を中心とする大脳辺縁系では不快やおそれといった情動が生じる。また前頭前野は認知や思考をつかさどる部位で，ああつらい，痛くて歩けない，どうしよう，なぜ治らないのだろう，というような認知が生じる。

一方，痛みを抑える経路もある（図1−3）。特に大事なのが中脳を中心とした下行性の疼痛抑制系といわれるものである。痛みは上行するが，下行性の経路が活性化されると痛みが抑えられる。また，脊髄レベルにも触刺激抑制系といわれる抑制系の回路や，内因性抑制系という回路もある。触刺激抑制系は触刺激が脊髄で痛み刺激の入力を抑制するように働くもので，ゲート

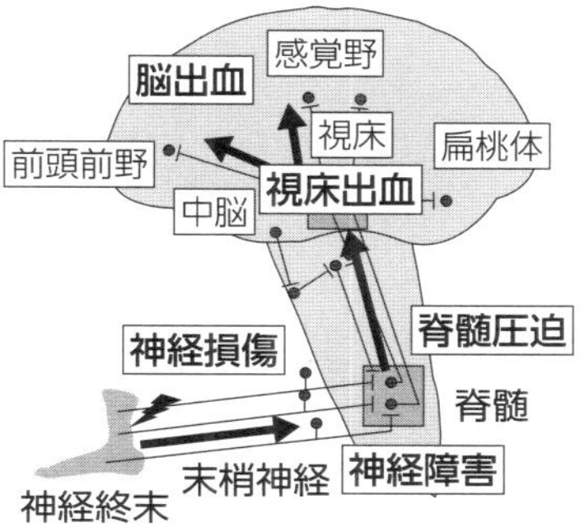

図 1－4　神経障害性疼痛

コントロールとして有名である。

このように痛みを伝えるシステムと同時に，痛みを抑えるシステムも私たちはもっている。そのため，この抑制系をうまく使うことによって，痛みを軽減することができる。

2．神経障害性疼痛

痛みは神経によって伝えられるが，神経が障害されても痛みが発生する。それが神経障害性疼痛といわれるもので，厄介な痛みである（図 1－4）。代謝性疾患（例えば糖尿病）や薬物（例えば抗がん剤）による末梢神経障害，手術や外傷や炎症による神経障害，脳出血後の神経障害による痛みなどがある。特に脳内の視床出血で起きる痛みを視床痛という。神経障害性疼痛の代表的な疾患は帯状疱疹後神経痛である。帯状疱疹に罹患して体表の知覚神経が障害を受けた後，皮膚の帯状疱疹が治っても痛みだけが残存する。高齢者は帯状疱疹後神経痛になりやすい。脊髄の病変（例えば多発性硬化症）でも神経障害性疼痛が起きる。

さらに重篤で特殊な神経障害性疼痛として，外傷や骨折，捻挫などの後に起きる複合性局所疼痛症候群（Complex Regional Pain Syndrome）という難治性の痛みがある。

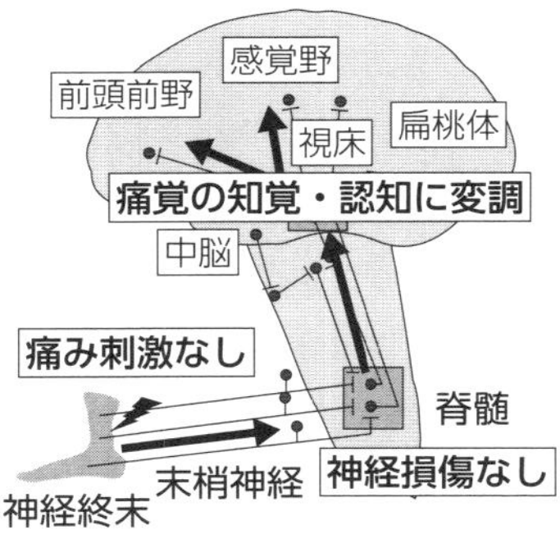

図1－5　痛覚変調性疼痛

3．痛覚変調性疼痛

痛みを起こす炎症や外傷もなく，神経に損傷もないのに痛みが続くことがある。それが痛覚変調性疼痛といわれるもので，痛みの知覚や認知に変調が起きて生じる痛みのことをいう（図1－5）。脳神経系内で痛覚を処理する回路に何らかの変化が起きて，痛みを感じやすくなったり，痛みが持続しやすくなったり，痛みにとらわれてしまいやすくなったり，ほかの知覚や認知を痛みとしてとらえるようになったりしている。痛覚変調性疼痛では心理的（認知的）要因が大きく影響していると考えられる。

Ⅴ　慢性疼痛——痛みが慢性化することでどのような変容が起きるのか

1．慢性疼痛とは

1）痛みの慢性化による身体，心理，機能の変容

痛みには急性痛と慢性痛があるが，急性痛では，痛み刺激が脳に伝わって感覚野に伝わる。しかし慢性的に痛みが続くと，痛みに関係するいろんな部位が修飾を受ける。痛み受容器，脊髄レベル，脳の領域で，さまざまな変容（リモデリング）が起きる（図1－6）。そのため慢性疼痛は，不快な感覚的，感情的，情動的な変容体験であるということもできる。

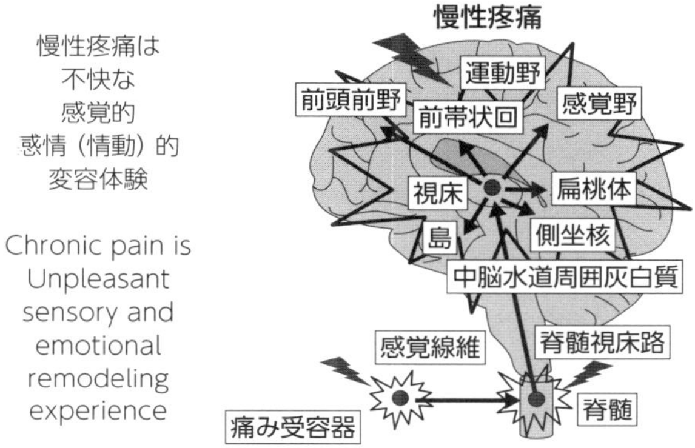

図1−6　慢性痛による中枢性変容（過敏化）

痛みが慢性期になると，初期には小さかった心理的要因が次第に大きくなると以前は考えられていた。初期の疼痛では器質的（身体的）要因が大きく，慢性期になると器質的要因よりも心理的要因が大きくなるという考え方である。最近になり，この考え方は修正されている。

一般的に初期の疼痛では身体的要因が大きいが，さらに身体的要因が拡大して痛みが慢性化することがある。それは過敏化（sensitization）という言葉で表される。身体的な変容により疼痛が慢性化する病態である。一方で心理的な変容が慢性化した痛みの中心になることがある。それは破局化（catastrophizing）という言葉で表現される。心理的変容が破局にまで至り，慢性化する病態である。さらに，機能的な変容も起こる。それは身体障害（disability）という言葉で表現される。痛みにより身体を自由に動かせなくなる病態である（図1−7）。

また最近は，慢性疼痛は必ずしも身体的要因がなくとも痛みが持続することがあると考えられている。痛覚変調性疼痛がそれに該当する。脳の中の痛覚認知の変調によって慢性化する病態である。

さらに，慢性疼痛が続くと，生命的な変容も起きる。それは生きる力の減弱，生命力の枯渇（depletion）ともいえる病態である（図1−7）。生命力が

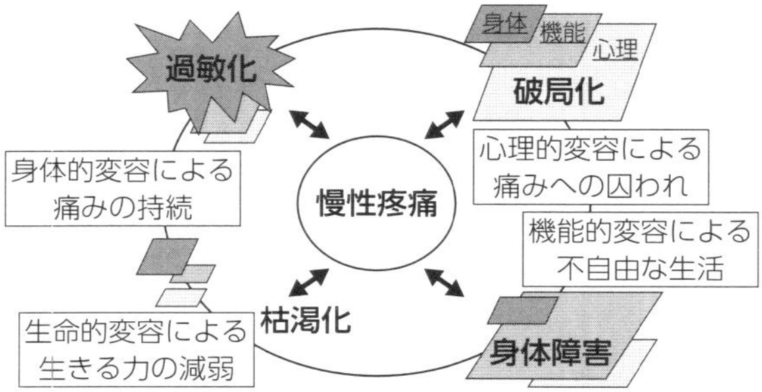

図1−7　慢性痛による身体，心理，機能，生命の変容（リモデリング）

低下し，痛みから抜け出す力が削れてしまい，痛みが慢性化する人たちがいる。

痛みの治療では，それぞれの変容に対してそれぞれのアプローチが必要になってくる。心理的変容に対しては心理的アプローチ，機能的変容に対しては機能的アプローチ（リハビリテーションを中心としたもの）が必要となる。一方身体的な変容には，薬物療法が中心になるが，神経ブロックや電気刺激あるいは整形外科的手術などのインターベンショナル治療（介入的な手技あるいは処置）が行われる。一方，生命的変容をきたしている場合には生命的アプローチ（生命の復元力を引き出す東洋医学的アプローチもその１つ）が必要になる。

２）社会環境による痛みの変容

社会環境も痛みを大きく変容させている（図1−8）。まず，市場による痛みの商品化がある。ネットやテレビショッピングなどで，痛みに効果がある商品が売り出される。痛みは巨大な市場になっている。痛み治療も市場原理に左右されている。

また，医療による痛みの歪形化も起きている。鎮痛薬過多による副作用や安易な麻薬使用による耽溺や依存の問題などが起きている。交通事故後の補償や，さまざまな権利と保障によって痛みが保護され，痛みを遷延化させる。ネット社会による洗脳や無理解が解決を困難にする。さらには無痛文明

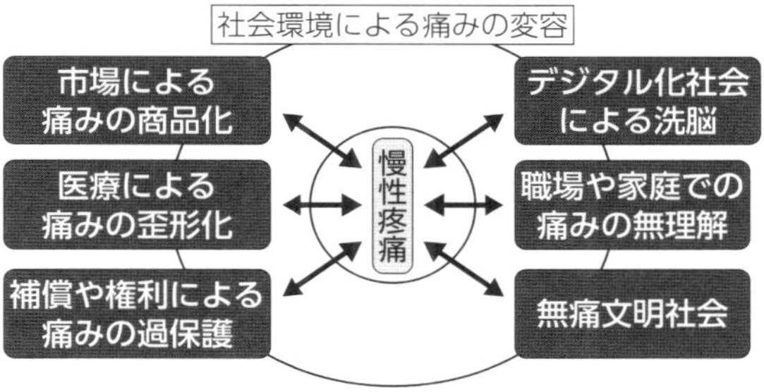

図1−8　社会環境による痛みの変容

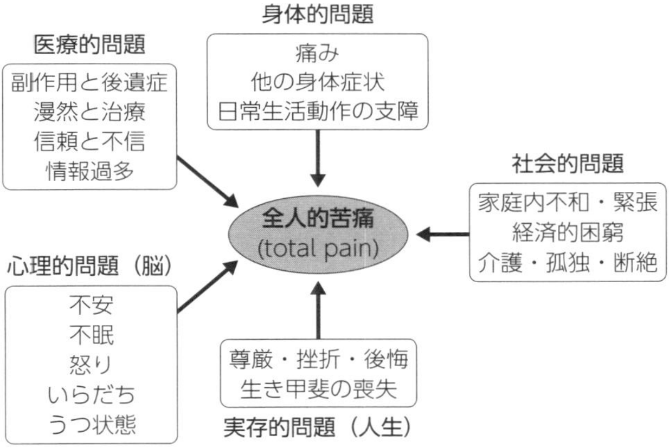

図1−9　全人的痛みとしての慢性疼痛

社会ともいわれる社会全体の痛みへの無関心状況が，慢性疼痛の患者さんを生きにくくしている。

3）全人的痛みとしての慢性疼痛

痛みは，全人的な苦痛としてとらえることが大切である（図1−9）。がんの痛みは，トータルペイン，すなわち全人的痛みとしてとらえる考え方が浸透しているが，慢性疼痛も同じである。

身体的問題として，痛みと痛み以外の症状，そして日常生活動作の支障がある。社会的問題として，経済的困窮，失業，孤独，断絶などがある。また心理的な問題として，不安，不眠，怒り，苛立ち，うつ状態がある。さらに，実存的問題もある。痛みは人間の尊厳に関わり，挫折や後悔につながる。痛みが続くと死んでしまいたいとも思う。痛みは生きがいの喪失を生む。このように痛みを全人的にとらえることが大切であり，痛みに対する全人的なアプローチが必要になってくる。

また，医療的問題というものがある。治療による副作用，後遺症，漫然と治療を続けることの問題，信頼と不信，情報過多など，医療的な問題も全人的苦痛に大きな影響を及ぼしている。

慢性疼痛は全人的な侵襲である。身体的，心理的，社会的，環境的，生命的，医療的な側面から，痛みは全人的に侵襲してくる。これらの侵襲に対する多面的な対処法が慢性疼痛の治療では重要である。

2．慢性疼痛の脳画像

1）脳画像の特徴的変化

慢性疼痛の脳画像にはいろいろな特徴がある（図1－10）（Apkarian, 2015）。例えば感覚野の機能はむしろ減弱している。痛みの識別はもはや重要ではないともいえる。痛み処理の脳領域は反応が増強しており，痛み刺激に対して，脳の活性化が亢進した状況が起きている。認知する前頭前野では灰白質

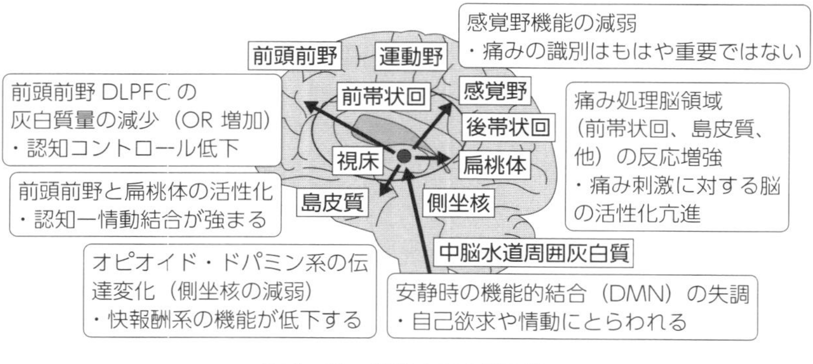

図1－10　慢性疼痛の脳画像

量が減少，あるいは増加する。前頭前野と扁桃体の活性化が起きて，認知と情動結合が強まっているともいえる。

慢性疼痛ではオピオイド・ドーパミン系の伝達が変化し，側坐核の活動が減弱する。側坐核は快感や報酬系をつかさどる部位であり，慢性疼痛では快感・報酬系の機能が低下している可能性がある。

2）デフォルトモード・ネットワーク

脳の中にはいろいろな神経ネットワークがあり，それらのネットワークのつながりとパーソナリティには関係があると報告されている（Simon et al., 2020）。例えばデフォルトモード・ネットワーク（Default Mode Network: DMN）とパーソナリティの関係では，創造性（openness）と正の相関があることがわかっている。DMN は，安静時の機能的ネットワークであり，安静時すなわち何かに集中せず，脳が休止状態にある時に，活動が高まるネットワークのことをいう（Raichle, 2015）。DMN は，脳が特定の課題を遂行する時に抑制される。DMN は非常に重要なネットワークであり，内的自省，自己覚醒，自己観察（穏やかな自分）に関連している。DMN は創造性の源ともいわれている。

慢性疼痛があると DMN の失調が起きる（Apkarian, 2015）。例えば慢性疼痛では，DMN のネットワークが崩れて，痛みと関連が強い島皮質とのつながりが強くなり，DMN の失調が起きる。線維筋痛症で，島皮質と DMN の結合が強くなるという報告がある（Apkarian, 2015）。

3）脳画像で心はわかるのか

DMN の失調が起きると，自己観察から外界観察へ向く。それは，慢性疼痛になると痛みにとらわれやすくなるということを脳画像が示唆している。ただし，脳画像からの心理的解釈は要注意である。『その脳科学にご用心』（サテル＆リリエンフェルド／柴田，2015）に，「脳画像で心はわからない，心的活動の脳マッピングは不可能であり，それは危うい神経中心主義で，人間の体験と行動を脳という観点からこそ最も適切に説明できるという考え方は危険だ」と書かれている。

3．慢性疼痛への向き合い方

1）治療ガイドライン

慢性疼痛に対する治療のガイドラインが，2021年に発表されている（慢性疼痛診療ガイドライン作成ワーキンググループ，2021）。その中で推奨度1（高い確信で推奨される治療）に挙げられている治療法は限定的である。薬物療法では，ある種の神経障害性疼痛に対してのみ，デュロキセチン／プレガバリン／ガバペンチンが推奨度1に挙げられている。インターベンショナル治療では，椎間関節，仙腸関節由来の慢性腰痛に対する高周波熱凝固法を用いた神経ブロックのみが推奨度1である。それ以外の薬物治療，インターベンショナル治療は推奨度が2や3になる。

心理的アプローチも推奨度1ではなく，推奨度2になっている。機能的アプローチのうち，一般的運動療法は慢性疼痛に対して推奨度1となっている。しかし，痛みを抱えている患者さんにとっては，運動をすることは難しい。集学的アプローチ（さまざまな治療選択肢を適宜組み合わせて治療を進めること）は，慢性の腰痛に対しては推奨度1であるが，慢性疼痛全体に対してはそうではない。

2）痛みを乗り越える力

私は，『痛みの声を聴け』という本に，表現者たちが痛みをどのように表現しているかをまとめた（外，2005）。文学や宗教や哲学の世界で痛みがどう表現されてきたかをとりあげた。慢性疼痛の患者さんが痛みをどう乗り越えてきたか，自らの体験を本にしている人たちを見てみよう。まず，線維筋痛症のLinda Martinsonの書いた詩（1996，筆者訳）から。

私の体は強制収容所である／そこでは拷問につぐ拷問／どんな社会でも決して許されることのない虐待が行われ／生気を失った悲しい眼と傷ついた魂が／そこに棲んでいる／情熱は消え／希望も消え／心の叫びは解放を乞い／心の霊は私の骨を粉にしてまく

Linda は，線維筋痛症のつらい痛みを強制収容所の拷問だと表現している。しかし，詩集の最後で，彼女は痛みから解放される姿を詩に書いている。それは，Metamorphosis というタイトルの詩である（Martinson, 1996）。

この痛みは祝福でないとしても／いずれ神の啓示への道程となるであろう／あのせわしかった頃より，私は賢く，強くなった／「内的霊魂」，「崇高なる力」／それをあなた方はそう呼ぶかもしれない／痛みが退いたときに／自らを近くに抱きしめてごらん／そして聴いてごらん

Linda は，内的霊魂や崇高なる力を感じるようになり，痛みの退散を自覚する。

また，原因不明のつらい腰痛に悩まされた作家の夏樹静子は自分の腰痛経験を本『椅子が怖い』（1997）にまとめた。彼女はどこを受診しても治らない腰痛に長く苦しむ。「疲れ果て，不治の恐怖に脅かされて，時には頭に死を浮かべた」と書いている。

そして最後に，信じられなかった唯一の治療法にたどり着く。それが平木医師との出会いだった。平木医師は，彼女に「あなたは心因性疼痛障害である。疾病から逃避している，夏樹を捨てなさい，作家をやめなさい」と伝え，そして絶食療法を勧めた。彼女は「夏樹を捨てれば本当に治りますか」と，平木医師に尋ねる。「夏樹を捨てれば絶対治ります」と彼は断言する。彼女は絶食療法を 12 日間続け，痛みから解放される。

俳句や短歌で有名な正岡子規は，脊椎カリエスで動けず，六尺の病床で過ごす日々を『病床六尺』（1996）に書いている。脊椎カリエスの痛みが子規を苦しめる。

「誰かこの苦を助けてくれるものあるまいか。誰かこの苦を助けてくれるものはあるまいか。」

その彼も短歌や俳句を詠むことによって痛みから瞬時，解放される。

「痛い事も痛いが　奇麗な事も奇麗ぢゃ」
「瓶（かめ）にさす　藤の花ぶさみじかければ　たゝたみの上に　とゞかざりけり」

子規は痛みで伏しながらも，周りを観察し，美しさを言葉にして痛みに重ねる。畳に藤の花房が届かないことに集中し，痛みからしばし遠ざかることができた。

歌人の齋藤史（2000）は老いの力を借りて痛みに向き合う。帯状疱疹後神経痛の痛みを短歌に詠う。

「神経細胞直撃されて聲もなし　ひたすら痛みひたすらやまひ」
「疲労つもりて引き出しし　ヘルペスなりといふ　八十年生きればそりゃあなた」

ひたすら痛い帯状疱疹後神経痛の痛みを，短歌で笑い飛ばす。齋藤史は乳がんで乳房を失った後にこんな短歌を詠んでいる。

「乳房の丘失せて野のごとき胸　ひばり・野うさぎ・虫共よ来よ」

失った乳房の丘で，ひばりや野うさぎ，虫たちと一緒に遊びましょうと笑い飛ばす。それは老いの力であり，歌の力でもある。

『夜と霧』（1972）で有名なヴィクトール・フランクルは心理療法として，ロゴセラピーや逆説志向を勧めている。フランクルによれば，人は苦悩を人間的な業績に変容する力（「逆説志向」とも呼んでいる）をもっており，苦悩を笑い飛ばす力を備えることで，痛みから距離を置くことができる。距離を置いて自分の痛みを見るという感覚を発展させるのが逆説志向であり，治療の力になる。

フランクルは，人間の基本的能力の１つであるユーモアのセンスに含まれる自己離脱（自己距離化）という独特な能力を用いるべきであるとも言っている。ユーモアは慢性疼痛の診療において大切な要素であることを，私たち治療者はしばしば経験する。

３）総合的な力で慢性疼痛に向き合う

薬でなかなか解決しないのが慢性疼痛である。慢性的な痛みは解決法がないものがたくさんある。鎮痛薬を増やしていってもなかなか治らない。神経ブロックや脳脊髄刺激療法もあるが，どれにも限界がある。さらに，心理療法があり，漢方薬や鍼灸，作業療法，理学療法などもある。治療ではなく，寄り添う力も大切である。養生や整体や文学や宗教や自然や宇宙の力を発揮することも大切になる。

患者さんに応じた個別的で，総合的な治療が慢性疼痛の患者さんを支える力になる。

Ⅵ おわりに

第１章では，痛みの全体的な総論，特に精神と痛みの連関について述べた。患者さんの痛みの診療で私が大切にしていることは，患者さんの痛みの声をしっかり聴くことである。心と身体を分けることはできない。心と身体はつながっている。だから痛みの治療をする時には「心身一如」の気持ちで向き合うことが大事である。西洋医学だけで攻めていくやり方だけではなかなか解決しない。時に東洋医学的なアプローチが力を発揮する。痛みの治療も，「東西一如」の考え方が大事である。また，自己と他者を区別しない，「自他一如」の考え方も大事である。患者さんの痛みをしっかり受け止め，自分の痛みとしてとらえる。「心身一如」「東西一如」「自他一如」の精神で，慢性疼痛患者さんに向き合うことが求められる。

参考文献

Apkarian V（2015）*The Brain Adapting with Pain: Contribution of neuroimaging technology to pain mechanisms.* IASP ed.

デカルト／井上庄七・森　啓・野田又夫訳（2002）省察，情念論．中央公論新社．

フランクル／高島　博・長沢順治訳（1972）現代人の病――心理療法と実存哲学．丸善．

IASP（2020）International Association for the Study of Pain. IASP taxonomy. https://www.iasp-pain.org/resources/terminology/（Retrieved 2023.11.5）

外須美夫（2005）痛みの声を聴け――文化や文学の中の痛みを通して考える．克誠堂出版．

柏木哲夫（2002）癒しのターミナルケア．最新医学社．

北森嘉蔵（1972）神の痛みの神学．講談社．

慢性疼痛診療ガイドライン作成ワーキンググループ編（2021）慢性疼痛診療ガイドライン．真興交易医書出版部．

Martinson L（1996）*Poetry of Pain: Poems of truth, acceptance and hope for those who suffer chronic pain.* Simply Books Lynnwood, WA.

正岡子規（1996）病牀六尺．岩波文庫．

ミルトン／平井正穂訳（2019）失楽園（上）（全２冊）．岩波文庫．

夏樹静子（1997）椅子が怖い――私の腰痛放浪記．文藝春秋．

長田　弘（1997）空想の手紙．朝日新聞，10 月 28 日夕刊．

パスカル／前田陽一・由木　康訳（2001）パンセⅠ．中公クラシックス．

Raja SN, Carr DB, Cohen M, et al.（2020）The revised IASP definition of pain: concepts, challenges, and compromises. *Pain 61:* 1976-1982.

Raichle RE（2015）The brain's default mode network. *Annu Rev Neurosci 38:* 433-447.

齋藤　史（2000）齋藤史全歌集．大和書房．

サテル＆リリエンフェルド／柴田裕之訳（2015）その〈脳科学〉にご用心――脳画像で心はわかるのか．紀伊国屋書店．

精神科治療学（2000）特集「慢性疼痛Ⅰ」．星和書店．

Simon SS, Varangis E, Stern Y（2020）Associations between personality and whole-brain functional connectivity at rest: Evidence across the adult lifespan. *Brain Behav 10:* Feb; 10(2): e01515.

第2章

慢性疼痛とトラウマ

——その治療——

杉山登志郎

I　はじめに

本章においては，最初に重症のトラウマ，特に複雑性 PTSD（以下 C－PTSD）についてなるべくミニマムに解説を行う。さらに，自分がこの十年あまりかけて開発した，C－PTSD を標的とした簡易型トラウマ処理技法，TS プロトコールについて紹介する。次いで，自験例を中心に重症のトラウマが基盤にある慢性疼痛の治療の試みについて紹介し，トラウマと慢性疼痛の複雑な関係について臨床的視点から総括する。

本書においては，なるべく総括的な問題を取り上げ，治療をめぐる詳細については，次作において取り上げる。

II　重症のトラウマとその治療

1．複雑性 PTSD とはどんな病態なのか：症例 A

疼痛の治療に取り組んでいるいわゆる専門家でも，重症のトラウマを抱えるクライアントについて，必ずしも経験をもつとは限らないので，どのような経過になるのか，冒頭に慢性疼痛を示した複雑性 PTSD（C－PTSD）の症例について提示する。C－PTSD の症例でも，後述する簡易型トラウマ処理，TS プロトコール（杉山ら，2022）を用いて治療を行った場合，一般的に外来回数 4 〜 5 回程度，2 週間ごとの外来であると，数カ月間の治療でフラッシュバックは軽減してくる。ところが疼痛が前面に出た症例の場合，難治度が高く，数年以上の治療期間を要することがむしろ普通である。

なお症例はすべて公表の許可を得ているが，子ども虐待が絡むものばかりなので，その細部を大きく変更している。

【症例 A　初診時 30 代女性　C－PTSD】

初診時の主訴は，激しい気分変動とイライラであった。A は，思春期以後，非行行為で警察に何度も補導された。高校中退，水商売を転々とし，風俗でも働いた。ホストクラブに借金を作り，自殺未遂，過量服薬，複数回の中絶があり，複数回の結婚の中で数人の子どもが生まれた。その後もボーイフレンドとの絶え間ないトラブルがあり，子どもへの暴言や暴力のため虐待通告をされ，児童相談所が関わることになった。そこから紹介され，最初に子どもたちが外来受診し，A への併行治療が開始された。以前，精神科を受診したとき知的障害と診断されていたと紹介状に記されていた。ちなみに子どもたちは全員，前医によって自閉スペクトラム症と注意欠如多動症と診断を受け，問題行動を示していた。子どもたちの治療は紆余曲折の展開があったが割愛する。A の治療が落ち着く頃には全員がほぼ問題ない学校生活を送ることができるようになった。

A の両親は A が幼い頃に離婚し，母親のボーイフレンドが家に出入りしていた。ネグレクトがあり，小学校低学年から不登校になった。この頃，家族が世話を受けていた近所の年配男性から A は性交を含む継続的な性被害を受けた。中学生年齢になると家出を繰り返した。高校に進学したが高校の生徒からレイプ被害を受け，通えなくなって中退した。15 歳から 19 歳まで継続的に有機溶解剤の吸引があり，18 歳から 20 代後半まで断続的に覚せい剤を使用。成人前後になって風俗店で働き，出産を機に結婚した。夫から激しい DV を受けた。夫は働かず A の収入によって家計が支えられていて，数年後に離婚した。その後も数人の男性との付き合いが続き，さらに中絶があった。子どもたちに暴言や暴力があり，児童相談所の介入を経て，子どもたちの受診，そしてX年にAの受診になったのである。Aは受診の当初から，疼痛の問題が前面に出ており，体のあちこちが痛いと訴えた。さらに下血も認められた。Aによれば，覚せい剤はこの1年はやっていないとのことだった。

受診1年目は，次の受診の時に，前の受診の時の記憶が飛んでいることがあった。後述するTSプロトコールによる極少量処方と漢方薬を開始したが，しばらくの間，服薬はほとんどできていない状態だった。バラバラの受診で，連絡なく受診のキャンセルと突然の再来を繰り返した。治療者はAの親子が来院したらとにかく治療を行うという方針で，TSプロトコールによる簡易型トラウマ処理を実施した。

X＋1年，予約の日に来るのではないが，それでも平均すると月に1回程度の受診がやっと続くようになった。TSプロトコールの効果が徐々に現れ，子どもたちの問題行動は著しい軽快が認められるようになった。Aもようやく服薬が可能になり，睡眠がとれるようになった。Aは痛みのために，内科や整形外科，さらに耳鼻科，婦人科などの受診を繰り返した。体が痛いということで内科からプレバカリン（神経障害性疼痛を緩和する薬）が処方されて服用したが，副作用が強く，治療者はAに，体の痛みは心理的な問題からきているので，服用を止めるよう説得した。

X＋2年，少しずつ予約の日に外来に通うようになり，TSプロトコールによる簡易処理を続け，服薬も7割程度は可能になった。Aは働きたいという意欲は強かったが，大変に疲れやすく，仕事をすると容易に疲労困憊となり，それに引き続き頭痛，体の痛みが生じていた。この頃ようやく暴力的でないボーイフレンドができた。

X＋3年，Aは長年，扁桃腺が腫れたり治まったりを繰り返していた。この時点で扁桃腺摘出手術がようやくできた。しかしその後，激しい痛みが生じ，嚥下困難と喉周辺の痛みは，完治までに半年間を要した。Aは徐々に仕事が可能になり，これまでパートで働いていたところで正社員として働くようになった。COVID-19のワクチンで高熱が出たりしたが仕事は続いていて，睡眠もしっかりとれるようになった。

X＋４年，この時点でCOVID-19に罹患し，激しい後遺症が生じたが，半年かけて後遺症を乗り切った。それ以後，仕事は続いており，激しい疼痛は治まっている。子どもたちへの暴力的な接し方もなくなり，また子どもたちも学校での問題行動は見られなくなった。Aの知的障害という過去の診断は，解離性健忘による誤診と考えられた。

Aの経過をまとめる。小学生に遡る性虐待を基盤とするC－PTSDである。有機溶剤の吸引と覚せい剤の使用の既往がある。Aには実にさまざまな疼痛が認められた。四肢痛，腰痛，頭痛さらに下血があり，喘息の既往もあって，肺が痛い，脾臓が痛い（！）と訴えることもあった。簡易型トラウマ処理を継続し徐々にさまざまな複合的な症状は軽快し，仕事に通えるようになった。またCOVID-19の後遺症も重症だったが，こちらも無事に回復した。表２−１にAの多彩な症状，多彩な疼痛の内容とその治療をまとめた。

なおC－PTSDに生じる疼痛の病理をめぐっては，Ⅲにおいて取り上げる。

２．２種類のトラウマ

１）２種類のトラウマとフラッシュバック

フラッシュバックについて，筆者なりの定義と説明をしておきたい。慢性疼痛の基盤の１つとなるからである。希死的な，あるいは希死的ではなくとも極めてつらい体験に曝された時，あたかもサーキットブレーカーが落ちるようにその場面の記憶を飛ばすことが生じる。これが解離性健忘であり，心を守るため，そのような働きが生じると説明されている。しかし本当に忘れてしまえば，危険に再遭遇する可能性が増してしまう。そのため体験した危機的状況に関連する引き金となる刺激に対し，体に警戒警報が自動的に生じる。これがフラッシュバックである。留意が必要なのは，第１にその引き金

表 2−1　症例 A：疼痛の内容とその治療

症　状	Aの対応	治　療
胃痛，腰痛，頭痛，四肢痛	ロキソプロフェンを常用 そのために胃痛がひどくなる	少しずつ鎮痛剤を中止し，TSP を続ける，漢方薬の処方を行う
8 月頃の不調（覚醒剤をしばしば用いていた季節） 3 月頃の不調（前の夫からの暴力が一番激しかった季節）	内科を受診し，プレガバリンの服用，副作用によるふらつき，めまいなど	心理的な不調であることを説得し，服薬を止め，トラウマ処理を継続
喉の不快感，焼ける痛み，嚥下困難	扁桃腺の手術をするが，術後数ヶ月間，嚥下困難，喉の痛みが生じる	トラウマ処理を継続，その後も喉の不快感は継続する徐々に改善
COVID-19 の後遺症，しびれさらに線維筋痛症様の全身の痛みに	複数の科を受診するが治療者への相談も	トラウマ処理を継続し，少しずつ軽快

は，出来事の記憶よりむしろ官能的な記憶であること。断片的な映像，体臭などの匂い，さらに季節の記憶などなど。第 2 にフラッシュバックは再体験というべきもので，それ自体が大変につらい体験になることである。

周知のように C－PTSD の診断基準が ICD-11 において 2018 年にようやく確立された（Maercker et al., 2022）。C－PTSD は現在，さまざまな難治性の精神科疾患を解くキーワードになりつつある。しかしながらアメリカの精神科医 Terr は，1991 年にトラウマにはⅠ型とⅡ型，2 つのタイプがあることをすでに報告していた（Terr, 1991）。Terr のⅠ型というのは，一度だけの怖い体験，例えば大震災，犯罪被害，交通事故などによって生じるトラウマである。死に直面するような怖い体験をすると，HPA 軸（Hypothalamic-pituitary-adrenal axis; Dunlop & Wong et al., 2019）として知られる生存のための脳のメカニズムが総動員され，視床下部から脳下垂体さらに副腎に至るループが作動し，アドレナリンやノルアドレナリン，さらにコルチゾール

（副腎皮質ホルモン）の大放出による，全身を巻き込んだ対ストレス反応が総動員される。体は戦闘モードに転じ，興奮と過覚醒状態が生じ，それによって不眠も起きる。しかし徐々に安心が戻ってきて緊張が下がると，眠れるようになってくる。しかし些細な引き金で体に警戒警報が生じると，その都度一時的に戦闘モードになる。つまりこれがフラッシュバックである。冒頭に述べたように，フラッシュバックは想起というより再体験であり，それ自体が辛い体験なので，それを生じさせるものを避けるようになり，これを回避と呼ぶ。

アメリカ精神医学科会作成の『精神疾患の診断と統計マニュアル 第5版』（DSM-5）では，2カ月以上経っても安心が戻らないで，過覚醒，フラッシュバック，回避の3症状が続くものを，心的外傷後ストレス障害と定義している。

それに対してⅡ型というのは，長年にわたって繰り返される怖い体験によって生じるトラウマ反応である。そのような体験として，長期の戦闘体験，強制収容所も挙げられているが，なんといっても代表は，子ども虐待と長年のドメスティックバイオレンス（DV）の被害である。Aの症例に見られるように，この両者は連続的につながってゆく。子ども虐待の被害児がしばしばDVの被害者に，時としては加害者になるのである。ストレス状況が長期間にわたり継続する状態が続く。つまり戦闘モードが継続したまま過覚醒状態が続く。コルチゾールの過剰状態は長期的には神経の再生を妨げ，脳にむしろ強いダメージを与えるようになる。それ以外にも，さまざまな神経ホルモンの異常が生じてくる。これが慢性のトラウマによって生じるアロスタシス（動的適応）であり，脳の特定の領域の萎縮（友田，2017）など器質的変化が起きてくる。

またフラッシュバックは，いつでもどこでも起きてくるようになる。女性ダルクの主催者である上岡（上岡・大島，2010）は，これをドラえもんの「どこでもドア」と表現する。ご飯を食べていても，スーパーで買い物に出かけても，パチンコをしていても，突然被虐場面のフラッシュバックの中に立ち

表2−2　複雑性心的外傷後ストレス障害（ICD-11）の概要

- PTSD症状
  - ・過覚醒
  - ・再体験，フラッシュバック
  - ・回避症状
- 気分変動や感情コントロールの障害，暴力的爆発，自己破壊的行動
- 無価値感，恥辱感，罪責感
- 対人関係を作ることの障害，人との安定した交流の障害

竦むのである。感情の調整機能が壊れ，激しい気分の上下が生じるようになる。さらに自尊心の喪失によって，自己無価値感，自己無力感が生じ，人への信頼が失われ，対人関係の構築が困難になる。これらがC-PTSDである。その診断基準の概要を表2−2にまとめた。

留意してほしいのは，治療関係というのは特殊ではあるが対人関係の一種であるということだ。Aが治療開始の当初において，ドタキャンとドタカム（約束なしに突然来ること）を繰り返したのは，C-PTSDに普遍的に認められる対人不信が引き起こす症状の1つである。服薬も当初は極めてアドヒアランスが不良な状況であった。Aにおいて，定期的な治療や服薬が可能になり，治療が進み出したのは，治療開始後1年を経てのことである。

2）長期反復性トラウマが引き起こすもの

TerrのⅡ型，すなわち長期反復性のトラウマ体験は，中核的な症状のみならず，非常に広範な症状を引き起こす。しかもこのことが，トラウマという視点から見ない限り見えてこない（野坂，2019）。トラウマの影響が見えなければ，Aに単なる極めつきの非行少女である。

被虐待児はつらい体験を記憶から飛ばす（解離性健忘）。ところが，徐々に辛くないことも記憶から飛ばすようになる。昨日の夕食や，つい先ほど受けた授業の時間割まで想起が困難になる。これは著しい不注意症状として受けとられることもある（杉山，2019）。Aは当初，前の受診の時の記憶が飛んでいた。Aが知的障害と当初診断されたことを思い起こしてほしい。治療を

通してAと長年交流してみると，Aに未学習からくる学力の問題はあるが，知的な遅れはまったく認められなかった。

トラウマの臨床に携わっていると，フラッシュバックが，一般に考えられているよりも広いさまざまな形で現れることにも気づくようになる。子どもの目つきが急に鋭くなって「殺してやる！」と叫ぶ，言語的フラッシュバック。何をしようとしても「どうせできない」と頭に浮かぶ，認知・思考的フラッシュバック。これらは子どもたちが体験したことがそのまま再現されているだけである。急にキレて暴れ出し，そうなると収拾がつかなくなり，後でぼうっとなって覚えていないという，行動的フラッシュバック。過去に受けた暴行のことを語っている時に，首を絞められた時の指の跡や，体へのムチの跡などが浮かび上がるという生理的フラッシュバック（stigmata; Simpson, 1984）。さらにお化けの声が聞こえる，お化けの姿が見える解離性幻覚などなど。周知のようにフロイトは，ヒステリー研究の中で，意識から閉め出された性的興奮の存在を発見した。それに，２つの由来があると考えた。１つは外からの性的加害による心的外傷であり，もう１つは内的な性的な興奮「欲動」であり，その存在のために性的刺激を反復して求める行動が生じると考えた。しかし「欲動」ではなく，これはトラウマが引き起こしたフラッシュバックではないか。どうやら無意識と呼ばれていたものは，少なくともその一部はフラッシュバックである。

かくして虐待体験は，連鎖を引き起こす。Aにおいても，子どもたちへの暴言暴力が生じ，児童相談所に通報をされることになった。いわゆる世代間連鎖と呼ばれる現象である。被虐待児が成人の後，加虐をしない者は３分の１以下にすぎないことが知られている（Oliver, 1993）。つまり，治療を行わない限り自然治癒が極めて難しいのである。

さらに注意をしなくてはならないのは，子どもの場合，易興奮や衝動的な行動が見られ，さらに非社会的行動が生じるため，現行の診断基準を当てはめると，注意欠如多動症および自閉スペクトラム症の診断になることである（杉山，2007）。Aの子どもたちは全員，上記の診断を受けていた。ところが当然ながら，この子どもたちに，発達障害の治療を行ってもそれだけでは改善が見られない。先に触れたように，長期反復性のトラウマは，脳の形の変化を引き起こす。友田（2017），Teicher ら（2016）の一連の研究によって，長期反復性のトラウマによる脳の器質的な変化が明らかになった。例えば継続的な激しい体罰によって，前頭前野の体積が対照群に比べ19.1％萎縮するなど，一般的な発達障害より遙かに重症な所見が示されているのである。

わが国においても，児童期逆境体験がようやく注目されるようになった。その研究（Felitti et al., 1998）において示されたものは，健康そのものへの強い毒性である。さまざまな身体病，仕事の達成度，寿命そのものにもマイナスの強い相関が示されたのである。なぜこのようなことが起きるのか。キーワードはやはりフラッシュバックである。子ども虐待などの逆境体験によって生じるフラッシュバックは大変につらい体験のため，その自己治療として嗜癖（タバコ，酒，薬）が生じる。これらの嗜癖は，健康を著しく悪化させ，違法行為にもつながっていく。さらに対人関係の障害もあらためて生じるようになる。Aがまさにさまざまな嗜癖を抱えていて，フラッシュバックの治療の後でそれらが見られなくなったことに留意してほしい。

長期反復性のトラウマによって，さまざまな多彩な精神症状が認められる。抑うつ，暴力的噴出，気分変動，希死念慮，幻覚などなど。その終着駅が複雑性 PTSD であり，しばしば解離性同一性障害を伴う。

3．重症なトラウマへの対応：TS プロトコール

1）フラッシュバックへの治療が最優先

長期反復性のトラウマが中核にある症例の場合，フラッシュバックへの治療を行わなくては治療にならず，トラウマ処理の実施は治療の上で最優先になる。重要なことは，トラウマを抱える子ども（親）への治療として，通常のカウンセリングは無効であることだ。カウンセリングの基本は共感と傾聴である。しかしトラウマを抱えている症例の場合，無効どころか悪化を引き起こすのである。時間をかけた相談，枠が示されない相談，具体的な事柄に

焦点を当てない抽象的な相談，これらのすべてが悪化を引き起こす。なぜか。傾聴を行うとしばしばフラッシュバックの蓋が開いて，解除反応（abreaction; Poole et al., 2010）と呼ばれる解離状態に突入してしまう。さらに解離性健忘が生じるため，たとえ時間をかけたカウンセリングを行っても，その内容は記憶から飛ばされてしまう（杉山，2019）。

子どもに行われることが多いプレイセラピーも傾聴と同じで，ほぼ禁忌と筆者は考えている。治療の中で，治療者は子どもから一方的に攻撃を受け続け，そのうちに子どもがぼうっとなってしまい時間切れで終了になる。治療は続くがやればやるほど臨床的には悪化し，やがて子どもが来るのを嫌がるようになって中断になる。

なるべく短時間で，話をきちんと聴かないのがむしろ治療的という，極めて逆説的な状況が生じるのである。相談内容は，具体的なものに徹することがコツである。1日のスケジュール，健康な生活のための睡眠，食事のリズム，また身体の調子など，健康に関する項目が最も大切で，しかもこういう基本的生活が混乱している中で過ごしているのがトラウマを抱える親子である。

２）さまざまなトラウマ処理技法

表2−3に，トラウマ処理の技法の一覧を示した。van der Kolk（2014）はトラウマ処理を認知行動療法で曝露法を中心とするトップダウン型と，フラッシュバック反応を生じない身体の反応を作るためのボトムアップ型と，その両方の要素をもつもの（これはEMDRである）に分けた。それぞれの説明はこの小論では省くが，興味のある方は拙著（杉山，2019）に大まかな紹介を行っているので参照してほしい。

最も高いエビデンスをもつとされるトップダウン型のトラウマ処理は，臨床で実施するにあたり実は大きな問題がある。それは大精神療法になることである。例えばTF-CBTの場合，1回60〜120分×８〜16回の治療が必要になり，治療に大変に時間がかかる。この何が問題なのか。C－PTSDの基本症状に正面からぶつかることである。先に述べたように治療関係は，非常

表２—３　トラウマ処理の技法

▼**トップダウン型**：認知行動療法による暴露法（何度も直面させて慣れさせる）が中心
・STAIR-NT（感情・対人関係調整の技法を練習する→回想発話暴露療法）
・TF-CBT（トラウマに焦点を当てた認知行動療法）
・Narrative ET（回想発話による暴露療法）
■**両方の要素を持つもの**
・EMDR（眼球運動による脱感作と再処理療法）
▲**ボトムアップ型**：身体に働きかけるトラウマ処理，フラッシュバック反応を起こさない心身を作る
・SE　ソマティック・エクスペリエンシング
・TFT　思考場療法
・マインドフルネス，ヨガなど
・TS プロトコール（杉山，2022）

に特殊な形ではあるが，対人関係の一種である。人間不信の塊の人に，きちんと受診してもらうことがいかに大変か。トラウマ系の臨床はドタキャンとドタカムの連続である（杉山，2020）。重症の子どものトラウマにも TF-CBT は有効であるが，ドロップアウトが多いことが報告されている（Dorrepaal et al., 2014）。短時間で安全にできる小精神療法としてのトラウマ処理，すなわち簡易型処理からスタートすることこそかなめである。

３）簡易型トラウマ処理技法としての TS プロトコール

筆者は簡易型トラウマ処理の技法を工夫するうちに，簡易型処理の中にトラウマ処理の最も重要な要素が凝縮していると感じるようになった。それは有効性より安全性という原則である。例えば薬物療法にしても，突然の中断は極めて多いが，同時に過量服薬も非常に多い。突然中断されても，２週間分をまとめのみされても大丈夫な薬物療法こそ理想である。さらにタイトレーション（少しずつ治療する）の原則である。そして，心身は一体のものであり体から心へと働きかけることも重要な要素である。しかも簡易型トラウマ処理は，日本の保険診療システム，１回の診療費は安く何回でも受診で

表2−4　TSプロトコール（杉山ら，2022；Wakusawa et al., 2023）

- **TS処方**：△極少量処方＋▲漢方薬
  - △TS処方1，気分変動：アリピプラゾール0.2mg，炭酸リチウム2mg，ラメルテオン0.8mg　分1
  - △TS処方2，攻撃的な言動：リスペリドン0.3mg，炭酸リチウム2mg，ラメルテオン0.8mg　分1

▲**漢方薬**：桂枝加芍薬湯 or 小建中湯2包，四物湯 or 十全大補湯2包　分2
漢方薬服薬困難な場合，柴胡桂枝湯6錠　分2だけでもよい

- ・不眠　レンボレキサント1.25mg–10mg，スボレキサント5mg–20mg
- ・抑うつ　デュロキセチン 10–20mg　分1　ハイテンションを起こしにくい唯一のSNRI

- **TS処理**：トラウマ記憶の想起をさせず，パルサーによる4セット処理＋手動処理
- **TS自我状態療法**：催眠を避け，通常の精神科外来で実施可能な簡易型

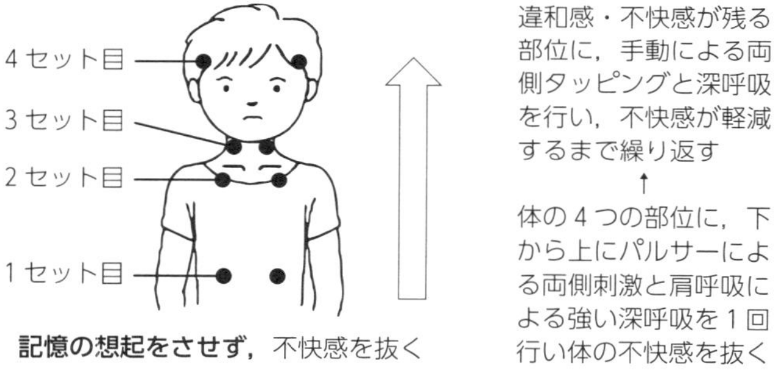

図2−1　TS処理（杉山，2021）

きる状況にも適合している。

TSプロトコールの概要を表2−4，図2−1にあげた。複雑性PTSD用に開発された簡易型トラウマ処理技法であり，ボトムアップ型に属する。ランダム化比較研究にて高い有効性が示された（杉山ら，2022; Wakusawa et al., 2023）。

このプロトコールでは薬の処方を決めている。TS処方の基本は漢方薬と極少量処方の組み合わせである。重症なトラウマに対し，高容量の向精神薬

は不要であり，抗うつ薬も抗不安薬もほぼ禁忌と断言できる。TS 処方服薬の上で，トラウマ記憶の想起を禁じ，身体の不快感に焦点を当て，左右交互刺激を作るパルサーを用いて，あるいは手動によって左右交互刺激を特定の部位に加え，さらに肩呼吸による強い呼吸法により，下から上に向かって，体の不快感を抜く処理を行う。この作業を 1 週間から 4 週間おきに 3 ～ 5 回ほど繰り返すと，フラッシュバックが著しく軽減する。このことが筆者の発見である。具体的なやり方については，テキスト（杉山，2021）を参照いただきたい。

TS 自我状態療法は，解離性同一性障害を併存例のための簡易型自我状態療法である。本書では，後述する理由から，この手技の説明は省く。自我状態療法は，TS プロトコールを組み込むことで安全に短時間に実施が可能となる。自我状態療法まで含めても，10 分間から 15 分間あれば実施が可能で，通常の保険診療外来で治療ができる。短いことが目的ではないが，短ければその方が解除反応を引き起こすリスクは低くなり，安全な治療が可能になる。

本章で提示した症例は A の親子を含め，すべてこの TS プロトコールを用いて治療を行っている。

Ⅲ　慢性疼痛とトラウマ

1．PTSD とトラウマ

以前から PTSD において慢性疼痛が生じることはよく知られていた。例えばベテラン退役軍人の中で PTSD 症状を示す人たちの，実に 8 割に慢性疼痛が併存したと報告されている（Beckham et al., 1997）。PTSD 症状と慢性疼痛は相互に関連をしており，すでに多くの報告がなされてきた（Gillam et al., 2023; Kind & Otis, 2019; Brennstuhl et al., 2015）。PTSD は四肢の疼痛の出現と維持に複雑な影響を引き起こすことも知られていて，局所性疼痛のⅡ型，つまり外傷を伴わない痛みと PTSD が相互に関連すると報告されている

(McFarlane, 2007)。Speck ら（2017）の研究によると，152 人の慢性疼痛の症例のうち 38％の人が PTSD 陽性だということが示されている。しかも PTSD が最初にあって慢性疼痛になった者が 86％であった。しかし逆の例，つまり慢性疼痛が初めに生じ，その後，PTSD 症状が生じたという症例も 14％に認められた（Speck et al., 2017）。慢性疼痛は PTSD 症状が増悪を引き起こし，鎮痛剤中毒にも相関することが示された（Bilevicius et al., 2018）。このように，慢性疼痛とトラウマは相互に関連することは疑いないのであるが，その背後のメカニズムは複合的であると説明されてきた。

筆者の自験例を見てみると，過去 10 年間（2012〜2022 年）に，浜松市子どものこころの診療所ならびに，共和病院（愛知県大府市）において治療を行った，C－PTSD と診断が可能な症例は全部で 214 名であった（女性 202 名，男性 12 名）。このうち，何らかの慢性疼痛，腰痛，頭痛，胃痛などの訴えは全症例の約 6 割に認められた（女性 118 名，男性 7 名；男女差有意差なし）。その中で全体の約 1 割（女性 18 名，男性 2 名）において，A のように慢性疼痛の訴えが前面に出てきたため，PTSD の治療のみならず疼痛に焦点を当て治療を行うことが必要な症例が認められた。

自験例では女性が圧倒的に多いが，これは筆者の外来の特徴を反映している。A のように，筆者が C－PTSD という診断をして治療を行った成人の大半が，問題行動で受診してきた子どもたちの親だからである。筆者は児童精神科医なので，筆者の外来には難治性の発達障害診断の子どもが大集合している。このような症例の少なからずが，子どもが発達性トラウマ症（van der Kolk, 2005），親が複雑性 PTSD（以下 C－PTSD）という組み合わせの親子である。これは筆者の外来の特殊性ではなく，わが国において普遍的に認められる状況である。

この慢性疼痛の訴えが前面に出てきた症例 20 名中 10 代のケースもわずかに 2 例あるけれど，それ以外のほぼ全員が 30 代から 40 代の女性であった。軽症例はたとえ慢性疼痛が継続して認められても，先に述べた簡易型トラウマ処理，TS プロトコールによる治療によって，治療の過程で疼痛そのものも軽快あるいは寛解するのが認められた。しかし重症例はさまざまな治療の組み合わせが必要であった。この214例のうち，わずか4例ではあるが線維筋痛症の診断を他科で受けた。また1例が多発性筋炎と診断された。この5例はいずれも女性であった。

2．慢性疼痛を示すC－PTSD症例とその治療：症例B

C－PTSDに認められる慢性疼痛の病理の検討のため，もう1名症例を提示する。

【症例B　初診時30代女性　C－PTSD】

Bの初診時の主訴は抑うつである。Bは小学校4年生から不登校が続き，その後，児童自立支援施設へ入所した。施設の退所後，水商売を転々とした。最初の結婚で，子どもへの激しい虐待があり，子どもは児童相談所に保護されて社会的養護に処遇されたという。その後離婚，再婚し新たに子どもが生まれた。受診のきっかけは，その子どもの不登校であった。子どもへの暴言暴力が止まらないため，Bの併行治療を開始した。

Bの実父は0歳にて離婚し，父方家族とは音信不通である。母親は3回結婚しており，最後の結婚はBが12歳であり，今は継父と暮らしている。0歳から6歳，理由はよくわからないが，母親とトランスジェンダーの女性（元男性）に育てられたというエピソードがある。一緒にお風呂に入ったら男でびっくりしたという。Bが0歳から12歳の間，母親には多数の男性との付き合いがあり，3人は同棲もしたという。幼児期から母親がボーイフレンドから殴られるのを見ていた。またBは母親やそのボーイフレンドから殴られたり外に裸で出されたり，さまざまな被害を受けた。

Bは10歳頃から学校へ行けていない。12歳にて児童自立支援施設に入所し，16歳で退所後，水商売を転々とした。有機溶剤の吸引を12歳頃から入所するまでと，退所後の16歳から19歳まで継続的に行っていた。覚せい剤は20歳前後から30歳頃まで，断続的に用いていた。大麻やエリミン錠剤の経験もある。

生まれてこの方ずっと死にたいと思っていたという。ずっと幻聴があり不眠が続いた。思春期頃からすでに，全身の疼痛があって鎮痛剤が手放せない状態が継続していた。

X年1月の受診直後，さまざまなレイプ被害の場面，息子が保護されるきっかけになった自分の加害場面などのフラッシュバックが悪化し，眩暈，耳鳴りだけでなく，血管の中に虫が入っている感じなど，著しい不調に陥った。しかし治療開始して，数カ月後には幻聴が消退してきた。

X年3月，子どもが治療のために入院した。ちなみにこの子どもも紆余曲折あったが，最終的には高校を出て仕事についている。Bのトラウマ治療を継続したが，8月，腰痛と偏頭痛がひどく，子どもへのイライラなど不定愁訴が続いた。「シャブやりたいな」という気持ちが強くなることもあったという。治療者はTSプロトコールを続け，徐々にBのフラッシュバックは軽減した。10月，覚せい剤を打っている夢を継続してみたという。それに引き続き，日中に幻覚が時々生じると訴えた。腹違いの兄からの性被害の記憶が出現し，ハチやクモ，ゴキブリに襲われる夢をみているという。鎮痛剤ロキソプロフェンがまったく手放せない状態が続いた。

X＋1年，母親に会うたびに不調になることが自覚されるようになった。しばしば手のしびれ，血管に虫が入った感じ，腰痛，等々の訴えがあった。2月，夢と幻覚の違いがわからないという。子どもを見ていると，記憶が飛んでいた小学校の頃の自分の記憶が吹き出してくると訴えた。治療者は，母親から距離をとることを勧め，トラウマ処理を継続した。胸や腰の痛みを訴えたが，Bは徐々に，この痛みが母親と会った時に増悪することを自覚するようになった。さらにトラウマ処理を実施すると，慢性疼痛の症状が一部軽快することを確認した。こうして少し痛みが和らいでみると，社会的養護に行った子どもへの申し訳ない気持ちが噴き出してきた。Bは，母の店（水商売の）に出てほしいという母親からのお願いに対して，はじめてノーが言えた。しかし，その後に，すごく不安定になった。その中で，母親のもとに男性が訪ねてくる際，押入れに隠れて，母親とその男性のセックスの場面を見ないように，聞かないように耳をふさいでいたという場面のフラッシュバックが噴き出した。これに引き続いてさまざまな性的な場面のフラッシュバックが起き，同時に体が切られるような痛みが噴き出し，動けなくなると訴える日が続いた。9月になってようやく，激しい夢が軽減してきた。Bへのトラウマ処理を治療者は繰り返した。11月，家がゴキブリだらけで，頭にゴキブリが溜まっていて，これが頭痛になると述べたので，ゴキブリへの恐怖をトラウマ処理で扱った。すると同時に16歳の頃のレイプ被害の加害男性の顔が浮かび，お母さんのボーイフレンドの1人だったとはじめて気がついた，と述べた。

X＋2年，ようやく反応なしに母親からの誘いをきちんと断れるようになった。子どもへの感情的な激昂がほぼなくなり，冷静に対応できるようになってきたという。何かあると頭痛，腰痛が出現するが，眠剤の減薬がはじめて可能になった。

X＋3年，社会的養護にいる別れた子どもに会うことが話題になった。今一緒に住む子どもに怒った後，自己嫌悪になるということを繰り返しているという。自分が幼児期にお世話になった祖母が夢に出てくるという。治療者は継続的にトラウマ処理を続けた。

X＋4年，向精神薬の減薬がようやく可能になった。この頃から不調の時に自分でTSプロトコールの手動処理を行うようになった。

X＋5年，母親ががんに罹患したが距離をとっているという。娘が思春期で振り回されていると訴えた。

X＋7年，良性の腫瘍ができて手術を受けた。何かエピソードがあると不調になり痛みが生じるが立ち直りは早く，定期的な通院を繰り返す。時に「自分は幸せだな」と感じることがあると述べた。

Bの治療経過をまとめる。すべての虐待が集積したC－PTSDである。過去に薬物の嗜癖があった。さまざまな疼痛（四肢痛，腰痛，頭痛などなど）

が認められ，母親との交流で増悪し，トラウマ処理による軽快を繰り返した。簡易型トラウマ処理を外来で継続することによって，徐々に軽快が認められた。長年にわたる治療の中で寛解が認められ，減薬も可能になった。

3．C－PTSDにおける疼痛の病理

基盤に認められるのは，ＡにしてもＢにしても，強烈なフラッシュバックである。これまでのさまざまなトラウマ場面のフラッシュバックが，その体験のつらさとともに再体験される。このつらい体験が，時には実際に体験した痛みと共に，脈絡なく激しい身体的痛みとして発現する。Ａ，Ｂ共に認められるように，やがて心理的不調が激しい痛みに転じる状況がもたらされるようになる。悪夢もまたフラッシュバックの症状の１つである。寝ると怖い夢に襲われるため眠るのが怖く，不眠を生じ，さらに生活全体の健康度の悪化が生じている。

「痛み」に対し自己治療として，ＡもＢも嗜癖が生じるのであるが，例えば有機溶剤の習慣的吸引は強い神経毒として働くように，やがて身体の実際の炎症や麻痺に発展することも少なくない。覚せい剤の使用が強い気分変動を引き起こすことは周知のとおりである。Ａの扁桃腺摘出の後に生じた，激しい喉の痛みと嚥下困難は，C－PTSDの症例にしばしば認められる喉周囲の詰まり感・違和感（これはヒステリー球として古くから知られていた現象である）の延長に生じた症状である。この症状には背後に２つの意味があり，言いたいことをぐっと喉に飲み込んでこらえる習慣によって引き起こされたもの，もう１つは，飲み込みたくないものを飲み込まされたという体験から生じるものである。Ａの場合は後者であるが，この飲み込みたくないものが，高校の選択から男性の精液までと非常に幅が広く，時として他者から押しつけられる好意までをも含む。

Ｂにおいて母親との接触は，激しいフラッシュバックを引き起こし，それが痛みに転じるのが見てとれる。Ｂは鎮痛剤を手放せなくなっていたのであるが，トラウマ処理の実施によって，その痛みが「抜ける」ことも徐々に理

解するようになり，これによって鎮痛剤の乱用は徐々に終息した。

余談であるが，Bの治療の中で，筆者は次のような経験したことがある。ある日Bは，「もう死ぬしかない」と言って泣きながら外来に駆け込んできた。引き金の状況を聞くと，やはり母親に接してのことであった。「お前は娘じゃない」と言われたという。そのため不調になり，昨日から食べ物が喉に入らないし，寝てないという。何か持ってないかを確認すると，Bのバッグの中に小さいパンとアメが入っていた。まずそれを食べて水を飲んでもらい，催眠を援用し外来で30分間うたた寝をしてもらった。Bは目を覚ました時には，「死にたい」気持ちは消えていた。この時のBは，喉が渇き，空腹で，眠たかっただけなのである。このような不快感が直ちに希死念慮として体験されるのである。心理的不調が痛みとして発現するように，生理的な不調もまた心理的不調と区別ができないのである。

フラッシュバックとして生じる「疼痛」に対しては，トラウマ処理を継続し，フラッシュバックが軽快していくことが唯一の治療になるのであるが，冒頭に述べたように，一般的なC－PTSDの場合，TSプロトコールを用いて，通常4～5回のトラウマ処理を行うと，ことフラッシュバックに関しては，著しく軽減するのが認められる。ところが，AやBのように，痛みが前面に出た時，大変に難治性で長時間を要する治療を余儀なくされる。TSプロトコールによる治療の有効性が実感されていても，フラッシュバックが本当に軽減するのは年余の継続的な治療を経ての後である。

今回，症例のまとめを行ってはじめて気づいたことがある。紹介したAやBにおいて，これだけ過酷な体験をしているのに，解離性同一性障害（DID）が認められないことが不思議である。自験例でチェックをしてみると，激しい疼痛が前面に出た20例において，DIDは1例もなかった。これが自我状態療法（DIDのための精神療法）の説明を省いた理由である。筆者の実感として，DIDはC－PTSDの過半数に併存しているので，この点は注目された。筆者の数少ない経験の範囲での特徴なので，これが普遍的な症状であるのか否か判断ができない。痛みという現象は，それ自体を外在化することが難しい症状のため,「痛い子」として切り離すことが困難ということなのだろうか。それにしても多重人格は生存のための大切な戦略であることが浮かび上がってくる。

Ⅳ 線維筋痛症への移行

わずか数例であるが,線維筋痛症に移行した症例も経験した。そのような症例を紹介し,トラウマとの関連について検討を試みたい。

1. 線維筋痛症に移行したC-PTSD症例:症例C

【症例C 初診時40代 女性 C-PTSD ASD】

ASD(自閉スペクトラム症)の息子の激しい家庭内暴力(DV)を主訴に紹介され受診した。その後,親子併行治療になり,Cの治療が開始された。最初の主訴は抑うつとフラッシュバックであった。

Cの夫は,普段は気長だが場面によって短気な人になるという。会った時の印象として,この夫もASD系である。Cは教育関係の仕事で真面目な性格という。20歳ぐらいから不眠で精神科に通院していた。うつ病の診断で治療を受けたがまったく軽快がなかったという。生来,知覚過敏性があり,音,光,触覚に非常に敏感であった。DVを生じている子どもも,性格としては真面目だが切れやすく,学校の準備ができないくらいで大暴れになっていた。

Cの現在の父親は義父であった。真面目な性格という。Cの母親は不安定でうつ病にて治療を受けているという。Cの出生後両親は別れ,Cの母親はしばらく後に再婚した。

Cは幼児期から激しい気分変動があったという。うつになりやすい傾向があり,息子が生まれた30歳頃,産褥うつ病を発症した。精神科を受診して一時期軽快したが,その後うつが非常にひどくなり,一時期は寝たきりの状態になったという。やがて息子が大暴れを繰り返すようになった。息子は幼児期にすでに地域の発達センターでASDの診断を受けていた。息子の激しい家庭内暴力は小児科で治療を受けても治まらず，被害を受け続けているCの不調も悪化した。治療者のもとに紹介された当時は，息子の暴力はすでにCのフラッシュバックの種になっていて，息子に安心して身体的な接触ができない状況が生じ，これがさらに息子のイライラを募らせていた。息子だけでなく，CにもまたASDの特性があると考えられた。

X年，処方されていた抗うつ薬（パロキセチンとミルタザピン）を数カ月間かけて減薬をし，服薬をTS処方の漢方薬と極少量処方に切り替え，親子へのTSプロトコールによる簡易型トラウマ処理を開始した。治療開始4カ月後に1クールが終了し，Cはフラッシュバックが軽くなったと述べ，仕事に復帰できるようになった。

X年＋1年を過ぎると，月経前の不調を除けば何とかやれるという状況になった。息子の家庭内暴力もようやく改善してきた。フラッシュバックがほぼ軽減してくると，多くの記憶がむしろ吹き出すようになった。母親が父親と別れ，Cが小学校5年の時に義理の父親が同居するようになるが，両親は非常に不仲だった。また義理の父親からCに対し，さまざまな暴言，暴力があったという。さらにCは8歳の頃，友人の祖父に数回以上にわたって性被害を受けたことを思い出した。この新たな記憶想起に対して一時期大変に混乱したが，トラウマ処理を繰り返し，ほどなくフラッシュバックは軽快という状況になった。

X年＋3年，息子の調子に左右される状態であったが，Cの息子への拒絶感は改善した。

X年＋4年，息子が高校に合格した。その後再び息子への恐怖が強くなった。ここでもう1クールのトラウマ処理を行った。大人になってきた息子への拒否感と，義理の父親への拒否感とが重なっていることなどが，やっとCにも理解されるようになった。

その後，トラウマ処理も終了し，間を開けた相談を続けていたが，X年＋6年2月，CはCOVID-19に罹患した。そこから非常に回復が遅れ，易疲

表 2―5　症例C：線維筋痛症発症後の治療

● 漢方薬 ・五苓散：気圧変動性の頭痛に対し ・大柴胡湯：痛みが出現して後の対フラッシュバック，PMS に有効 ● 臨床気功：泉の気功（神田橋，2020） ● 臨床催眠の援用 ● 内科での薬物治療 ・ノイロトロピンの服薬，点滴 ・トラマドールの服薬

労感，易倦怠感が数カ月にわたって続いた。匂いや味の感覚異常が続き，その後，体のあちこちの部位に激しい痛みを覚えるようになった。4 月末，Cは内科医から線維筋痛症の診断を受けた。しかしこの時点でかつて家庭内暴力をふるっていた息子は高校を卒業し，家から自立して生活するようになった。

Cは外来受診を続け，筆者はCに対し 1 年間にわたってさまざまな治療を試みた（表 2―5）。それぞれにある程度は有効なのだが，どの治療もそれのみで完全寛解には至らなかった。併行して内科も受診しており，例えば鎮痛剤ノイロトロピンなどの服薬も行っていた。COVID-19 の罹患から 1 年半を経た頃，ようやく痛みは少しずつ改善しはじめ，その後，ゆっくりとほぼ寛解状態になった。しかしこの間に，歩行が困難な状態に陥り，車椅子で移動する生活になったため，仕事は退職せざるを得なくなった。

Cのまとめである。もともと ASD の基盤のある C－PTSD の事例である。ネグレクト，心理的身体的虐待，性的虐待の既往がある。気分変動と抑うつがあり，息子への拒否が生じ，息子の激しい家庭内暴力による DV 被害を受けた。息子の治療を行いながら，Cへのトラウマ処理を何クールか行いフラッシュバックは軽減した。その後，COVID-19 罹患後，慢性疼痛に移行し，線維筋痛症と診断された。さまざまな治療を組み合わせて行い寛解に至ったが後遺症を残し，仕事に戻ることは困難だった。

2．トラウマと線維筋痛症

線維筋痛症については第3章に，日本線維筋痛症学会理事長である臼井が詳細に記している。線維筋痛症に移行した症例はことごとくといってよいほど，こと痛みに関しては，さらに難治性になることが認められた。

筆者が経験した症例はごく少数であるが，共通項があった。それは全員がASD（自閉スペクトラム症）の基盤があったということである。これがほかの症例にも認められるのか否か，筆者には判断ができない。これまでの論文では，線維筋痛症に併存することが多い発達の問題として，注意欠如多動症（ADHD）が挙げられることが多かった（van Rensburg et al., 2018）。ASDとADHDの診断については，わが国と欧米とで明らかな差があり，わが国においてはASDが多く診断を受け，欧米においてはADHDの診断が多くなるという特徴がある。精神科の現行の診断は症状診断であり，ASDとADHDは別のものと考えるより，1つの大きなグループと考えるべきであるのかもしれない。

ASDという視点で見ると，線維筋痛症において指摘されている痛覚変調性疼痛に非常によく似た現象は，ASDに認められる知覚過敏性の問題である。知覚のフィルター機能が十分に働かず，すべての雑音が等価的になだれ込んでしまい，情報の洪水の中で立ち往生する状況である。この知覚過敏性こそ，Kanner（1943）の最初の記載から知られていたにもかかわらず，この問題がいかに当事者を苦しめているのかわかったのは，当事者の手記が出揃ってから後のことであった。Kannerの記載から半世紀以上が過ぎ，DSM-5においてようやく診断基準に知覚過敏性の問題が取り上げられたのである。世界一有名な線維筋痛症患者にレディー・ガガがいる。この方はとても奇抜で薬物依存の過去などもある。その一方でとてもリベラルでもある。ものすごく普通でまともなところと，ものすごく奇抜で奇異なところを併せもっていて，筆者は強くASDらしさを感じるのであるが。

もう1つ，筆者が注目するのは，線維筋痛症に移行したケースは最重症のトラウマ症例ではなかったことである。例えばCの場合，AやBに比較すれば，トラウマ症例として重症度は高くない。

線維筋痛症は，慢性疲労症候群にも連続性があるのが認められる。C-PTSDはトラウマの塊といってもよい病態である。普遍的に認められる気分変動や抑うつが，慢性疲労症候群など体の不定愁訴につながり，その一部において激しい痛みに転じ，線維筋痛症に移行すると考えられるのではないだろうか。

V　おわりに

本章で取り上げたのは，長期反復性のトラウマに起因するC-PTSDと慢性疼痛の関連に関する臨床的なまとめである。

最近の脳研究でわかった非常に大事なことは，プラセボが脳にきちんと変化を起こしているということである（櫻井，2023）。プラセボが有効に働く時には，脳に治療に必要な変化が実際に起きているのだ。さらにニューロフィードバックなどを用いてみると，脳を意図的に賦活させるのはどうも難しいことではなさそうである。つまりイメージでどこかを賦活するということは人でもマウスでも比較的簡単にできる。

慢性疼痛がなぜこれだけ治療が難しいのかを考えてみると，ニューロンの発火を抑える作業が必要になるからなのではないだろうか。ニューロンを発火させるのは比較的容易にできるけれど，慢性疼痛という症状の発火を意図的に抑えるということには，より高度な手技が必要になるのではないのだろうか。トラウマ処理など，フラッシュバックという全身反応を軽減させるための手技である。そう考えると慢性疼痛への新たな精神療法とは，おそらく催眠に代表されるプラセボ効果を最大限に用いる精神療法になるのではないか。また音楽やボディワークとの連結も必要になるのではないだろうか。次への課題としたい。

参考文献

Beckham JC, Feldman ME, Kirby AC, et al. (1997) Chronic posttraumatic stress disorder and chronic pain in Vietnam combat veterans. *Journal of Clinical Psychology 53*(8): 859-869.

Bilevicius E, Sommer JL, Asmundson GJG, et al. (2018) Posttraumatic stress disorder and chronic pain are associated with opioid use disorder: Results from a 2012-2013 American nationally representative survey. *Drug Alcohol Depend 188:* 119-125.

Brennstuhl MJ, Tarquinio C, Montel S. (2015) Chronic pain and PTSD: Evolving views on their comorbidity. *Perspect Psychiatr Care 51*(4): 295-304.

Dorrepaal E, Thomaes K, Hoogendoorn AW, et al. (2014) Evidence-based treatment for adult women with child abuse-related Complex PTSD: a quantitative review. *Europian Journal of Psychotraumatology 14;* 5: 23613. doi: 10.3402/ejpt.v5.23613.

Dunlop BW, Wong A. (2019) The hypothalamic-pituitary-adrenal axis in PTSD: Pathophysiology and treatment interventions. *Prog Neuropsychopharmacol Biol Psychiatr 89:* 361-379.

Felitti VJ, Anda RF, Nordenberg D, et al. (1998) Relationship of childhood abuse and household dysfunction to many of the leading causes of death in adults. The Adverse Childhood Experiences (ACE) study. *American Journal of Prevention Medicine 14*(4): 245-58.

Gillam W, Godbole N, Sangam S, et al. (2023) Neurologic injury-related predisposing factors of post-traumatic stress disorder: A critical examination. *Biomedicines 9;* 11(10): 2732. doi: 10.3390/biomedicines11102732

上岡陽江・大嶋栄子 (2010) その後の不自由. 医学書院.

Kind S, Otis JD (2019) The interaction between chronic pain and PTSD. *Curr Pain Headache Rep 28;* 23(12): 91. doi: 10.1007/s11916-019-0828-3.

Maercker A, Cloitre M, Bachem R, et al. (2022) Complex post-traumatic stress disorder. *Lancet 400*(10345): 60-72.

McFarlane AC (2007) Stress-related musculoskeletal pain. *Best Pract Res Clin Rheumatol 21*(3): 549-65.

野坂祐子 (2019) トラウマインフォームドケア. 日本評論社.

Oliver JE (1993) Intergenerational transmisson of child abuse: Rates, research, and clinical implications. *American Journal of Psychiatry 150*(9): 1315-1324.

Poole NA, Wuerz A, Agrawal N. (2010) Abreaction for conversion disorder: Systematic review with meta-analysis. *British Journal of Psychiatry 197*(2): 91-95.

櫻井芳雄 (2023) まちがえる脳. 岩波新書.

Speck V, Schlereth T, Birklein F, et al. (2017) Increased prevalence of posttraumatic stress disorder in CRPS. *Eur J Pain 21*(3): 466-473.

Simpson CJ (1984) The stigmata: pathology or miracle? *British Medical Journal* (Clin Res Ed). 289(6460): 1746-1748.

杉山登志郎（2007）子ども虐待という第四の発達障害．学研．
杉山登志郎（2019）発達性トラウマ障害と複雑性 PTSD の治療．誠信書房．
杉山登志郎（2020）子育て困難家族の臨床．EMDR 研究，12(1): 18-25.
杉山登志郎（2021）テキストブック TS プロトコール．日本評論社．
杉山登志郎・堀田　洋・涌澤圭介，他（2022）: 新たな簡易型トラウマ処理プロトコールによるランダム化比較試験による治療研究．EMDR 研究，14(1): 56-65.
Teicher MH, Samson JA, Anderson CM, et al.（2016）The effects of childhood maltreatment on brain structure, function and connectivity. *Nature Reviews Neuroscience 17:* 652-666.
Terr LC（1991）Childhood traumas: an outline and overview. *American Journal of Psychitry 148*(1): 10-20.
友田明美（2017）子どもの脳を傷つける親たち．NHK 出版．
van der Kolk B（2005）Developmental trauma disorder. *Psychiatric Annals 35*(5): 401-408.
van der Kolk B（2014）*The body keeps the score: Brain, mind, and body in the healing of trauma.* Penguin Books.（柴田裕之訳［2016］身体はトラウマを記憶する．紀伊國屋書店）
van Rensburg R, Meyer HP, Hitchcock SA, et al.（2018）Screening for adult ADHD in patients with fibromyalgia syndrome. *Pain Med 1;* 19(9): 1825-1831.
Wakusawa K, Sugiyama T, Hotta H, et al.（2023）Triadic therapy based on somatic eye movement desensitization and reprocessing for complex posttraumatic stress disorder: A pilot randomized controlled study. *Journal of EMDR Practice and Research 17*(3): 159-170.

第3章

慢性疼痛（痛覚変調性疼痛）の治療

臼井千恵

Ⅰ　はじめに

本章では，慢性疼痛のなかでも，特に痛覚変調性疼痛とその治療について述べる。

まず慢性疼痛，特に痛覚変調性疼痛について，ほかの疼痛分類と交えながら説明した後，痛覚変調性疼痛の脳機能画像，そして最後に痛覚変調性疼痛の治療について述べていく。

Ⅱ　慢性疼痛（痛覚変調性疼痛）とは何か

1．痛みの概念の歴史

まずはじめに，痛みの概念や歴史について述べる。紀元前5世紀頃，プラトン（BC 427-347）は外から入り込んだ4元素，土，空気，火，水，が不調和に運動して精神に作用すると痛みが起こり，それを心臓が感じとると考えた。一方，アリストテレス（BC 384-322）は，痛みを五感に含めず，痛みは感覚でなく，生理的な反応によって引き起こされる不快や苦しみである情動としてとらえていた（Baliki et al., 2008）。つまり，痛みイコール，情動というふうに考えていたのである。17世紀になると，デカルト（1992）が心身二元論を推し進め，身体を機械として扱う思想を根づかせた。「身体機械論」により，痛みが感覚として科学的にとらえられるようになった。この頃から，痛みイコール感覚であるというふうに考えられている。

そして1979年になると，国際疼痛学会（1979）が，痛みとは「実質的あるいは潜在的な障害に結びつくか，このような障害を表す言葉をつかって述べられる不快な感覚・情動体験である」と定義づけた。2020年の改定では（Raja et al., 2020），痛みは「組織損傷が実際に起こった時あるいは起こりそうな時に付随する不快な感覚および情動体験，あるいはそれに似た不快な感覚および情動体験」であると，痛みイコール感覚と情動であるというふうに定義づけられている。

2．痛みの分類

表3−1に示したように国際疼痛学会（IASP）が定義した痛みの分類として，侵害受容性疼痛，神経障害性疼痛，痛覚変調性疼痛の3つがあるが，国際疼痛学会の公式の定義に，神経障害性疼痛（Merskey & Bogduk, 1994）がはじめて登場したのは1994年であった。神経障害性疼痛という言葉が導入された最大の理由は，侵害受容が存在しなくても訴えられる痛みがあるという報告の蓄積である。これまで痛みのメカニズムとして考えられていた侵害受容なしに，神経系の障害だけで痛みが生じうるという考えによって，これまで侵害刺激の結果として捉えられてきた痛みについて，発想の転換が求められた。侵害受容性疼痛（Loeser & Treede, 2008）は2008年の京都議定書ではじめて国際疼痛学会の公式文書に登場した。しかも2011年の定義には，侵害受容性疼痛は神経障害性疼痛に対応させる概念として導入されたと

表3−1　国際疼痛学会による痛みの分類

- 侵害受容性疼痛
- 神経障害性疼痛
- Nociplastic pain（痛覚変調性疼痛）

(International Association for the Study of Pain, 2011) 書かれている。神経障害性疼痛があっての侵害受容性疼痛ということであった。

2011年に神経障害性疼痛の定義の改定が行われて状況が一変した。新たな分類基準では，確立された神経学的診断基準を満たす証明可能な障害や疾患が存在することとしており，その結果，多くの痛みが神経障害性疼痛にも，そして侵害受容性疼痛にも分類されなくなってしまった。

そこで国際疼痛学会は，タスクフォースを設けて，この混乱した状況を改善すべく第3の機構分類作成作業に入り，2017年，国際疼痛学会の用語委員会（Andrews, 2018）がNociplastic painを正式に表明した。日本痛み関連学会連合は，基礎医学，臨床医学，医学教育領域で用いられるための共有された疼痛科学関連の用語を検討し，提案することを目的として，2020年3月に用語委員会を設置し，Nociplastic painという語の日本語訳委員会を2021年から立ち上げ，検討を繰り返し，この新語の背景を踏まえ，医師，疼痛医療関係者，疼痛科学研究者，医科学専門領域研究者，教育担当者，そして患者さんを含む一般市民にとって最も受け入れやすく，しかも言語同様に既存の語では説明できなかった新しい概念を伝える日本語訳について討議していった。その過程において必要に応じて，痛み関連学会連合の委員会もしくは理事会などの意見・助言などを求められた。また，国際疼痛学会を中心としてNociplastic painの概念に関する議論や考察をし，それらを踏まえて委員会で意見交換を進め，その結果Nociplastic painの公的な日本語訳として「痛覚変調性疼痛」を提案する（加藤，2022）に至った（Merskey & Bogduk, 1994）。

Nociplastic pain，痛覚変調性疼痛は，「侵害受容の変化によって生じる痛みであり，末梢の侵害受容器の活性化をひきおこす組織損傷，またはそのおそれの明白な証拠，あるいは，痛みをひきおこす体性感覚系の疾患や傷害の証拠がないにもかかわらず生じる（注：侵害受容性疼痛と痛覚変調性疼痛を同時に示すこともありうる）」と，定義づけられている。

われわれ，線維筋痛症を主として研究してきた国際的なチームは，2021年のランセットにNociplastic painについてレビューをした（Fitzcharles et al.,

2021）際に，線維筋痛症が代表格であり，その他，CRPS（複合性局所疼痛症候群），頭痛，口腔顔面痛，慢性内臓痛，心窩部痛，過敏性腸症候群，原因不明の腹痛，膀胱痛，子宮頸部痛，骨盤痛，慢性原発性筋骨格痛などが，この痛覚変調性疼痛に入るとした。

3．3 つの痛みの特徴

表3−2は，侵害受容性疼痛，神経障害性疼痛，痛覚変調性疼痛の3つの痛みの分類について，原因，臨床症状の特徴，スクリーニング，治療，含まれる疾患の例をまとめたものである。侵害受容性疼痛の原因は組織の損傷や炎症で，一方，神経障害性疼痛の場合は神経障害となる。そして，痛覚変調性疼痛の場合には，明確な原因がないけれども，脳の神経回路の変化が関与しているのではないかと考えられている。

臨床症状の特徴として，侵害受容性疼痛は限局的，神経障害性疼痛は神経支配に沿っている。痛覚変調性疼痛は広範囲で移動する，痛みと同じくらい不眠，疲労，気分や記憶の問題が生じている。

スクリーニングでは，神経障害性疼痛は後ほど示す pain DETECT でテキストがスクリーニングとして用いられている。痛覚変調性疼痛に関しては線維筋痛症（FM）が代表格であることから，線維筋痛症の FM サーベイが現時点では利用されている。

治療薬については，侵害受容性疼痛は非ステロイド性抗炎症薬（NSAIDs），神経障害性疼痛はプレガバリン（PGB），デュロキセチン（DUL），ミロガバリン（MGB）などがある。痛覚変調性疼痛はプレガバリン，デュロキセチンなどで，それに加えて非薬物療法や運動療法，認知行動療法（CBT）なども重要な治療となる。侵害受容性疼痛は変形性膝関節症や関節リウマチなどが例として挙げられる。神経障害性疼痛は糖尿病性の末梢神経障害，帯状疱疹後の神経痛などがその例である。そして痛覚変調性疼痛は先ほどから何度も申し上げているが，線維筋痛症，緊張性頭痛，過敏性腸症候群，顎関節症，腰痛，CRPS などが代表になる。

表3−2　3つの痛みの分類

	侵害受容性疼痛	神経障害性疼痛	痛覚変調性疼痛
原因	組織損傷 傷や炎症	神経障害	明確な原因がない (脳の神経回路の変化が関与？)
臨床症状の特徴	限局的	神経支配に沿っている	広範囲で移動する 痛みと同じくらい不眠，疲労，気分や記憶の問題が生じる
スクリーニング		Pain DETECT	FMサーベイ
治療	NSAIDs	PGB，DUL，MGB etc	PGB，DUL etc 非薬物療法（運動療法，CBT）
含まれる疾患の例	変形性膝関節症 関節リウマチ	糖尿病性末梢神経障害 帯状疱疹後神経痛	線維筋痛症 緊張性頭痛 過敏性腸症候群 顎関節症 腰痛 CRPS

4．神経障害性疼痛のスクリーニング

図3−1は痛覚変調性疼痛の病態をフィギュアにしたものである（Fitzcharles et al., 2021）。末梢ではサイトカインやケモカイン[注1)]の濃度の上昇や痛覚の過敏，感覚異常およびアロディニア[注2)]が生じている。また局所性びまん性の圧痛，またその両方などが生じていて，脊髄レベルでは異なる疼痛部位からの信号が集中する。その他，脊髄反射の伝達が増幅したり，脊髄の抑制系が減少していたり，グリア細胞の活性化も見られる。そして，脊髄上部のメカニズムとしては痛み刺激に対する過敏性が高まっており，痛覚に関する脳領域とその間の過活動と接続性が上がり，痛みに関する脳領域が活性化して

注1）さまざまな自己免疫疾患や骨髄増殖性疾患で上昇するタンパク質。
注2）通常では痛みを引き起こさないような非侵害刺激で痛みを感じてしまう感覚異常のこと。

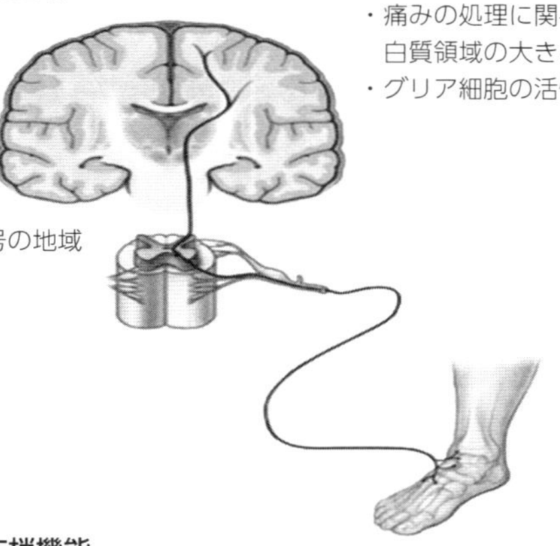
痛覚変調性疼痛の特徴
・末梢性・中枢性疼痛感作の合併
・痛覚刺激および非痛覚刺激に対する過敏性
・関連する特徴
・疲労感
・睡眠障害
・認知機能の低下
・環境刺激に対する感覚過敏：
不安と抑うつ気分
脊髄上部のメカニズム
・痛み刺激に対する過敏性
・痛覚に関する脳領域とその間の
過活動と接続性
・痛みに関する脳領域の活性化
・脳脊髄液中のサブスタンス P
およびグルタミン酸濃度の上昇
・痛みの処理に関与する灰白質・
白質領域の大きさと形の変化
・グリア細胞の活性化
脊椎のメカニズム
・異なる疼痛部位からの信号の地域
的集積と収束
・脊髄の再編成
・脊髄反射伝達の増幅
・脊髄抑制機能の低下
・グリア細胞の活性化
末梢機能
・末梢感作（サイトカインやケモカインの濃度の上昇）
・痛覚過敏，感覚異常およびアロディニア
・局所性びまん性の圧痛，またその両方

図 3－1　痛覚変調性疼痛の病態

いる。さらに痛みの抑制系に関係する脳領域の活動の低下などもいわれている。グリア細胞の活性化も起こっている。そして痛覚変調性疼痛の大きな特徴は，このような痛みだけではなく疲労感や睡眠障害，認知機能の低下，不安気分の問題が生じることが挙げられる。

5．痛覚変調性疼痛（Nociplastic pain）の分類と誘因

痛覚変調性疼痛は５つのブロックに大きく分けられる。まず広汎性一次性慢性痛として線維筋痛症である。それ以外に慢性筋骨格系の痛み，慢性の頭痛，口腔顔面痛の部類，そして，慢性内臓痛の部類がある。ここには過敏性

腸症候群や過活動性膀胱，膀胱痛，骨盤痛などが入る。そしてCRPSと，大きくこの5つに分かれている。

痛覚変調性疼痛の誘因は遺伝的負因や誘発因子，環境因，ストレス反応，ニューロネットワークが変化して，頭の中から生じる痛みというふうに考えられている。そしてこの痛みは脳の中から生じる場合と，末梢からのシグナルの絶え間ない刺激によってボトムアップ的に生じるというパターンが考えられている。

痛覚変調性疼痛の重要性は，まず多くの患者さんが存在すること，この分類によって患者さんのQOLに寄与できること，治療法の開発が進むこと，また，これは後で示すけれども，医療経済への影響ということが考えられる。

6．慢性疼痛（線維筋痛症）の疫学

表3−3は，われわれ（Nakamura et al., 2014）が2011年にインターネット調査をした結果である。20歳以上の男女約150万人に対してインターネット調査を実施した。約2万人に回答いただき，慢性疼痛の方は12.4%，そして線維筋痛症の方は2.1%であった（Nakamura et al., 2014）。この調査により，2003年に本邦で実施された疫学調査における線維筋痛症の有病率の1.7%より上昇傾向にあることを認めた。また，同じ時期に行われた，松平（2011）らの疫学調査では，慢性疼痛は22.9%と報告されている。

線維筋痛症と慢性疼痛を比較すると，線維筋痛症は慢性疼痛に比べて痛みを感じている部位や随伴症状が多く，痛みが強い傾向が認められた。また，

表3−3　慢性疼痛（線維筋痛症）の疫学

有効回答数	20,407人		
慢性疼痛	2,524人	12.4%	本邦において1,380万人と推定
線維筋痛症	425人	2.1%	本邦において212万人と推定
線維筋痛症男女比	2：3		

疫学調査（2011.6〜7月実施）

QOL が低い傾向も認めている（Nakamura et al., 2014）。

7．慢性疼痛による経済損失

慢性疼痛による経済損失を，線維筋痛症の患者さんの FM 白書 2016 から概算している。先ほどの松平らの 22.9％の慢性痛の患者さんがいると想定して計算した。医療費がまず自己負担額が月に 1 万から 2 万で，平均 1 万 5,000 円，プラス交通費などの間接経費を考えると月 2 万 5,000 円になる。そうすると年間 30 万円かかることになる。2,700 万人の慢性疼痛の患者さんがいらっしゃるとして，2,700 万×30 万で約 8 兆円の医療費の自己負担額となる。

そして労働損失を概算すると，2,700 万人のうち約 40％が就労困難で，その年収を 400 万と計算して約 43 兆円の労働損失，つまり併せて 51 兆円の慢性疼痛による経済損失が計算される。この 51 兆円という額は，科学技術関係予算の 10 年分に値する。

8．フリーダ・カーロと八木アナウンサー

図 3−2 は，メキシコの現代画家フリーダ・カーロである。彼女はバスと

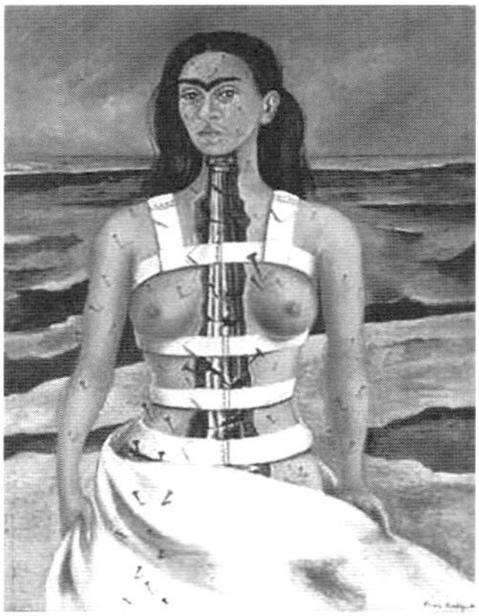

図 3−2　フリーダ・カーロ（1907-1954）の自画像

路面電車の衝突事故に遭い，３カ月以上ベッドで生活することになった。全身の痛みを釘で全身を刺されているような痛みというふうに表現している。当時，線維筋痛症の診断基準があれば，彼女は線維筋痛症であっただろうといわれている。そして，最近では八木亜希子アナウンサーが線維筋痛症になったということで話題になった。

9．線維筋痛症の診断基準

図3―3はわれわれが日本人で妥当性を検証した診断基準（Usui, 2012, 2013）である。全身を19カ所に分けて，その過去1週間の疼痛の範囲の数を数える。一方図の右側は，身体症候である。疲労感，起床時の不快感，認知機能の問題を，問題なし，軽度，中等度，重度の4段階に分けて点数化する。また，さまざまな一般症候を点数化する。例えば頭痛，抑うつ，腹部けいれん，腹痛などである。図左の疼痛範囲の数が7以上そして，図右の身体症候が5以上，または広範囲疼痛指数（WPI）が3から6，身体症候が9以上，そして少なくとも3カ月以上続いた症状で，ほかの疼痛を示す疾患でないということが診断基準となっている（Puiu et al., 2016; Pinto et al., 2023）。

この合計したスコアの診断の日本人のカットオフ値は11であった。

10．線維筋痛症のリスク因子

線維筋痛症のリスク因子は女性であり，女性は男性よりも約7倍多く診断されている。環境因子もリスク因子として挙げられる。手術や外傷，感染，その他の仕事，家族，ライフイベントなどのストレス。また遺伝的負因も挙げられる。そして最近では中枢性の感受性症候群として，図3―4にある線維筋痛症，慢性疲労症候群，過敏性腸症候群，緊張型頭痛，頭痛，顎関節症，女性の下部尿路症状，月経困難症，化学物質過敏症，周期性四肢運動障害，ムズムズ足症候群，PTSD，これらのものは状態として重複する（Pinto, 2023）と考えられている（Raichle et al., 2001）。

これまで痛みの経路は末梢の侵害受容器から感覚神経，脊髄，脳という経

WPI：19 か所 過去 1 週間の疼痛範囲数		
顎	右	左
肩	右	左
上腕	右	左
前腕	右	左
胸部		
腹部		
大腿	右	左
下腿	右	左
頸部		
背部	上	下
臀部	右	左
WPI 合計： 点		

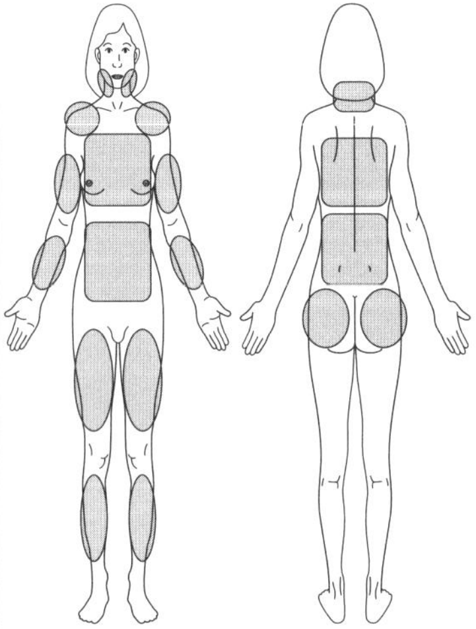

以下の 3 項目を満たすものを線維筋痛症と診断する
WPI 7 以上＋SS 5 以上または WPI 3 ～ 6＋SS 9 以上
少なくとも 3 カ月症候が続く
他の疼痛を示す疾患ではない

SS 症候	問題なし	軽度	中等度	重度
疲労感	0	1	2	3
起床時不快感	0	1	2	3
認知症状	0	1	2	3
合計： 点				

SS 一般的な身体症候		0：なし	1：少数	2：中等度	3：多数
筋肉痛	過敏性腸症候群	疲労感・疲れ	思考・記憶障害	筋力低下	頭痛
腹痛・腹部痙攣	しびれ・刺痛	めまい	睡眠障害	うつ	便秘
上部腹痛	嘔気	神経痛	胸痛	視力障害	発熱
下痢	ドライマウス	かゆみ	喘鳴	レイノー症状	じんましん
耳鳴り	嘔吐	胸やけ	口腔内潰瘍	味覚障害	けいれん
ドライアイ	息切れ	食欲低下	発疹	光線過敏	難聴
あざが出来やすい	抜け毛	頻尿	排尿痛	膀胱痙攣	
合計： 症候 点 ＋ 身体症候 点＝ 点					

図 3−3　日本人でバリデーションした診断基準

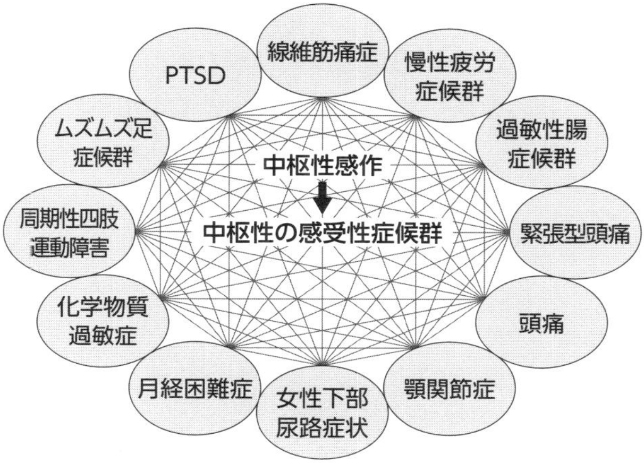

図 3−4　中枢性感受性症候群と慢性疼痛重複状態

路で進んでいたというように考えられていたが，いわゆる痛覚変調性疼痛のような慢性痛では，侵害受容の興奮なく生じて，脳の広い範囲の脳活動に変化することがわかっている。例えば痛みは定義にあるように不快な情動体験である。情動とは，喜び，悲しみ，怒り，不安，おそれなどであり，これらの情動認知報酬回路のバランスが崩れているのが，慢性痛患者の脳活動の特徴だ（Pinto, 2023）というところまでわかってきている。

Ⅲ　痛覚変調性疼痛の脳機能画像

1．慢性疼痛における脳機能画像

ここからは痛覚変調性疼痛の代表格である線維筋痛症の脳機能画像を中心に述べる。

筆者ら（Usui et al., 2010）は，薬剤未投与の FM29 名に対して Single Photon Emission Tomography（SPECT：単一光子放射断層撮影）を施行し，患者群と年齢を合わせた健常者 10 名との間で statistical parametric mapping（SPM）解析を行った。さらに，ガバペンチンを投与し，12 週後 visual analogue scale for pain（VAS スケール）を用いて痛みが50％以上改善した群を治療反応良好群，それ以外を治療反応不良群とした。FM 群ではデフォルトモード・ネットワーク領域（下記に説明）の血流異常が存在することや治療反応不良群ではデフォルトモード・ネットワーク領域が過活動を示すことを明らかにした（Raja et al., 2020）。

同時期に，Napadow ら（2012）は functional magnetic resonance imaging（fMRI：磁気共鳴機能画像法）を用いて，FM ではデフォルトモード・ネットワーク領域と島との機能的結合の上昇を示している。また，Glass ら（2011）も，FM では抑制系のネットワークの障害を認め，痛み知覚と抑制系ネットワークはオーバーラップしていることを示しており，FM では脳内のネットワーク障害が起きていることが推測される。

ほかの慢性疼痛に関しても，Baliki ら（2008）によって，fMRI を用いて，腰痛患者さんでも前頭前野内側，扁桃体，後部帯状回，楔前部での非活性化の低下，デフォルトモード・ネットワーク領域との関連を示している。

2．デフォルトモード・ネットワークとは

デフォルトモード・ネットワーク（default mode network）とは 2001 年 Raichle ら（2008）によって，安静時賦活化されているが，被験者が注意を要するような課題が与えられると抑制されるネットワークとして発見され，命名された。後部帯状回，楔前部，頭頂連合野の後部，前頭葉内側面，中側頭回などから成り立っていて，頭頂葉内側面に中心があると考えられている。

近年，統合失調症，自閉症，アルツハイマー病，双極性障害などの精神神経疾患とデフォルトモード・ネットワークの関係は注目されている。これら精神疾患において認知が問題となるのは周知のことであるが，痛みについても，1979 年に国際疼痛学会が示した定義，「組織の実質的あるいは潜在的な障害に結びつくか，このような障害を表す言葉をつかって述べられる不快な感覚・情動体験である」のように，認知の問題がそこにはある。

3．線維筋痛症の PTSD に対する脆弱性

60 人の線維筋痛症に対して，2011 年の 3 月に起きた東日本大震災による長期的な心的外傷ストレスの影響を検討することができた（Usui, 2013）。その結果，同じ慢性疼痛疾患である関節リウマチ群，正常群とそれぞれ比較して，PTSD 評価尺度（IES-R）で，図 3－5 のように大きな差が出ている。この線維筋痛症の対象群はダイレクトに震災の影響を受けておらず，また家族の中でもダイレクトに震災の影響を受けている人がいないことを前提に選んだ 60 人であるが，PTSD のカットオフ値である 24 点を超えるような IES-R 値を出している。同じ慢性の痛みのリウマチ群に比べてもかなり高い数字が出ている。19 カ月フォローを行った結果，通常であればそういう出来事から時間が経つにつれて下がっていく IES-R 値が線維筋痛症では下がりきらず，20 点より上の数字を出していることが図 3－5 の診断基準のスコアをグラフ化したものからもわかる。つまり，線維筋痛症患者さんは，同じ出来事を体験しても，ストレスに対してとても脆弱であるということがわかったわけである。これは先ほどから述べているように，認知の問題が大き

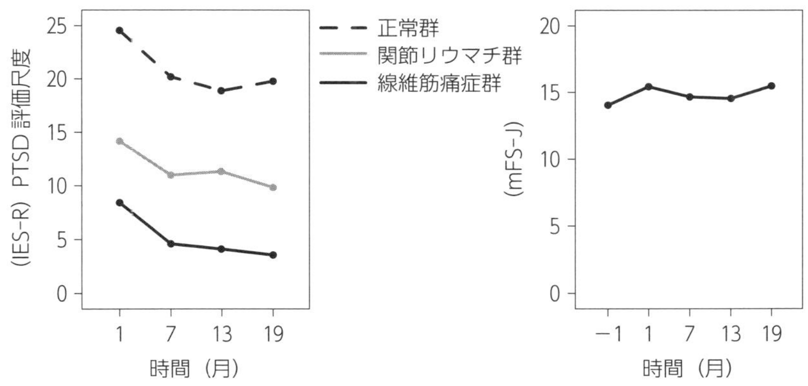

図 3－5　線維筋痛症の心的外傷性ストレスに対する脆弱性：東日本大震災後 19ヵ月間の追跡研究

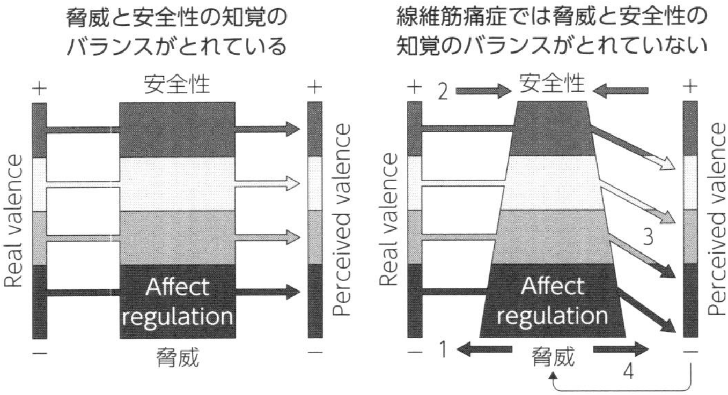

図3−6　線維筋痛症の脅威－安全性の不均衡モデル

く関係しているのではないかと推測される（Usui et al., 2010）。

図3−6は，世界の線維筋痛症を研究しているチームが示した線維筋痛症の脅威－安全性モデルである（Pinto, et al., 2013）。正常な状態では，このように脅威と安全性の知覚の均衡が認められる。そして，このシステムは現実と，個人の知覚の間がガラスフィルターのように機能しているとみなすことができる。一方，線維筋痛症では，脅威と安全性の知覚のバランスが崩れている状態である。このアンバランスが結晶化して，こちらの現実の情報がより悪い脅威の方向に働き，シグナルがどんどんネガティブな方向に変化される。これによって痛みの増幅，また適度に心地良いと思われていた音が不快だったり，他人がなだめようとすることが嫌悪に解釈されたり，ネガティブな出来事が破滅的なものとして感じられるなど，すべてのシグナルに影響を及ぼす。そのため一般的に脅威と警戒，そして苦痛の悪循環を増幅させると考えられる。

図3−7が示すように，感情調節システムの不均衡が生じているのが線維筋痛症である。このアンバランスは生物学的素因や併発する痛みの状態，ストレス，トラウマなどによって引き起こされる。このアンバランスによって入ってくる刺激に対してネガティブなバイアスをかけ，さまざまな有害な

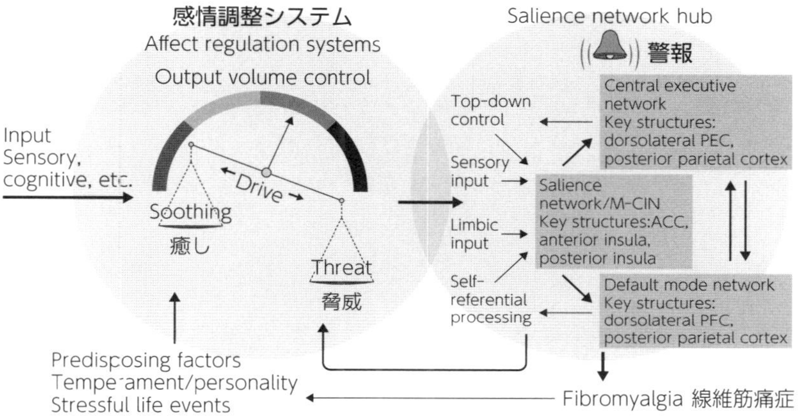

図3−7　感情調節システムの不均衡

ファクターを増幅し，脅威となるシグナルをサリエンス・ネットワーク[注3]に継続的にインプットする。そして，サリエンス・ネットワークはこの脅威の感覚を増大させ，結果として逃走反応を持続的に作動させる。この過剰な活性化によって線維筋痛症の感情調節の負のアンバランスさをまたフィードバックする。サリエンス・ネットワークは，脳内のネットワークの調整役として機能するものだが，デフォルトモード・ネットワークやセントラルエグゼクティブ・ネットワーク[注4]というのは，それぞれ対照的に，内的指向性と外的指向性の認知を支えていると考えられている。サリエンス・ネットワークの異常が注意と内的感情処理に影響を与えると考え，サリエンス・ネットワークが更新すると，デフォルトモード・ネットワークの活性が高まると予測されている。

例えば脅威が続いている状況では，警報は常に作動し応答しなければなら

注3）デフォルトモード・ネットワークとセントラルエグゼクティブ・ネットワークの2つの調整をしている。
注4）認知機能を管理制御する役割を果たして，注意，意思決定，目標達成，問題解決などに関与している。

ないわけである。このことについては，これまでの研究で，線維筋痛症ではデフォルトモード・ネットワークやセントラルエグゼクティブ・ネットワークと島皮質間の結合が亢進していることからも証明されている。これまで線維筋痛症の研究では，デフォルトモード・ネットワークについて注目されていたが，先ほどの図3−7のようにデフォルトモード・ネットワークのみならず，そのデフォルトモード・ネットワークをコントロールしているサリエンス・ネットワークに問題があるのではないか（Pinto, 2023）という考え方が出はじめている。

4．コロナ後遺症と線維筋痛症

われわれはコロナ後遺症（Long-COVID）の診療をしていく中で，コロナ後遺症と線維筋痛症は痛みがあるかないかの違いはあるけれど，症状がとても似ていることを見つけた。例えばコロナ後遺症では，ブレインフォグといわれるぼんやりした感じの症状がある。それと同じような状態が線維筋痛症ではファイブロフォグとして以前からいわれていた。そこで痛みのないブレインフォグのあるコロナ後遺症と，ファイブロフォグのある線維筋痛症との違いについて，functional MRIで検討した結果が図3−8である。

線維筋痛症では，サリエンス・ネットワークにおいて優位な結合をコロナ後遺症と比べて認めた。サリエンス・ネットワークというのは，先ほどの図3−7でも示したが，前部島皮質や前部帯状皮質を中心とした大規模なネットワークで，デフォルトモード・ネットワークとセントラルエグゼクティブ・ネットワークをコントロールし，バランスをとっている。その他，扁桃体，線条体，黒質など，重要な皮質下の構造もサリエンス・ネットワークに含まれる。つまり，サリエンス・ネットワークは，図でも示したように，認知や感情のプロセスに大きく関与している。サリエンス・ネットワークは，デフォルトモード・ネットワークやセントラルエグゼクティブ・ネットワーク，それぞれ相互に接続された脳ネットワークとともに，感覚，感情，認知などの情報の統合を通じて，コミュニケーションや社会的行動，自己認識な

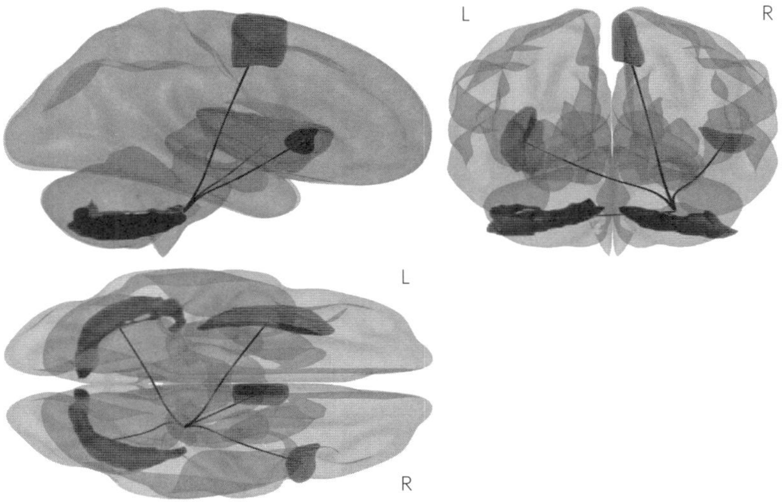

Targets	beta	T(65)	p-unc	p-FDR
atlas.Cereb7 r (Cerebelum 7b Right)	0.18	3.56	0.000695	0.049605
atlas.IC l (Insular Cortex Left)	−0.18	−3.54	0.000740	0.049605
atlas.Cereb7 l (Cerebelum 7b Left)	0.19	3.47	0.000938	0.049605
atlas.SMA r (Juxtapositional Lo*ght)	−0.19	−3.38	0.001217	0.049605
networks.Salience.AInsula (R) (*4,0)	−0.16	−3.30	0.001550	0.050538*

図 3−8　コロナ後遺症と線維筋痛症の f-MRI

どさまざまな複雑な脳機能に関与していると考えられている。それゆえ，痛覚変調性疼痛のような脳から痛みが生じる慢性疼痛の背景には，サリエンス・ネットワークの機能障害が関係しているのではないか，また，サリエンス・ネットワークが常に警報を鳴らしているような状態が痛みと関与しているのではないか，と考えることができるだろう。

Ⅳ 痛覚変調性疼痛の治療

1．治療による脳機能の変化

ここからは痛覚変調性疼痛の治療を，脳機能画像を交えながら説明していく。図3−9の画像は，治療による脳機能の変化を示したものである。ECT（電気けいれん療法）治療で痛みが消退するのに伴い，視床・帯状回・海馬傍回・海馬の血流が上昇したという結果（Usui, 2006）を見ることができる。そして，ECT 3カ月後でも十分痛みは改善したままを維持できている。一方，先ほど示したNapadowら（2012）の研究では，約1カ月の鍼治療で痛みが軽減するのに伴い，デフォルトモード・ネットワークと島の連結が減じていると示している。Jensenら（2009）は，認知行動療法で痛み自体は改善しなかったけれども，prefrontal（前頭前皮質）の活動性の増加を示している。図3−10は，プレガバリン治療によって島の灰白質の容積が減少したこと（Puiu, 2016）を示している。デフォルトモード・ネットワークへの機能的結合や痛みの低下との相関も示している。

	baseline	3 days after ECT	3 months after ECT
VAS for pain (0-10)	7.53±0.56	3.27±0.64 (p=0.0006)	
			3.93±0.65 (p=0.0013)

ECT治療により痛みが消退するのに伴い，視床・帯状回・海馬傍回・海馬の血流は上昇

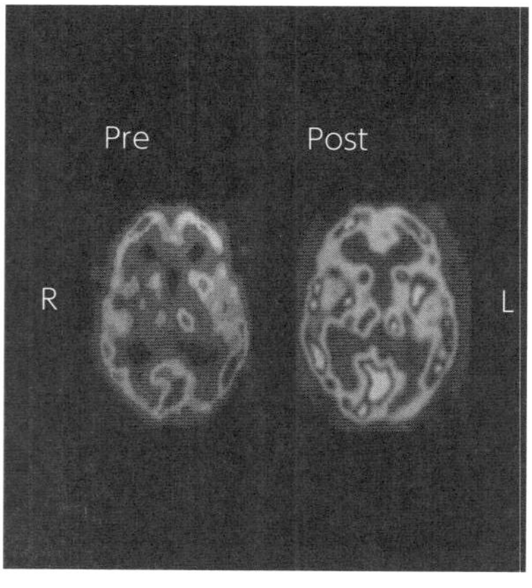

図3−9　治療による脳機能の変化

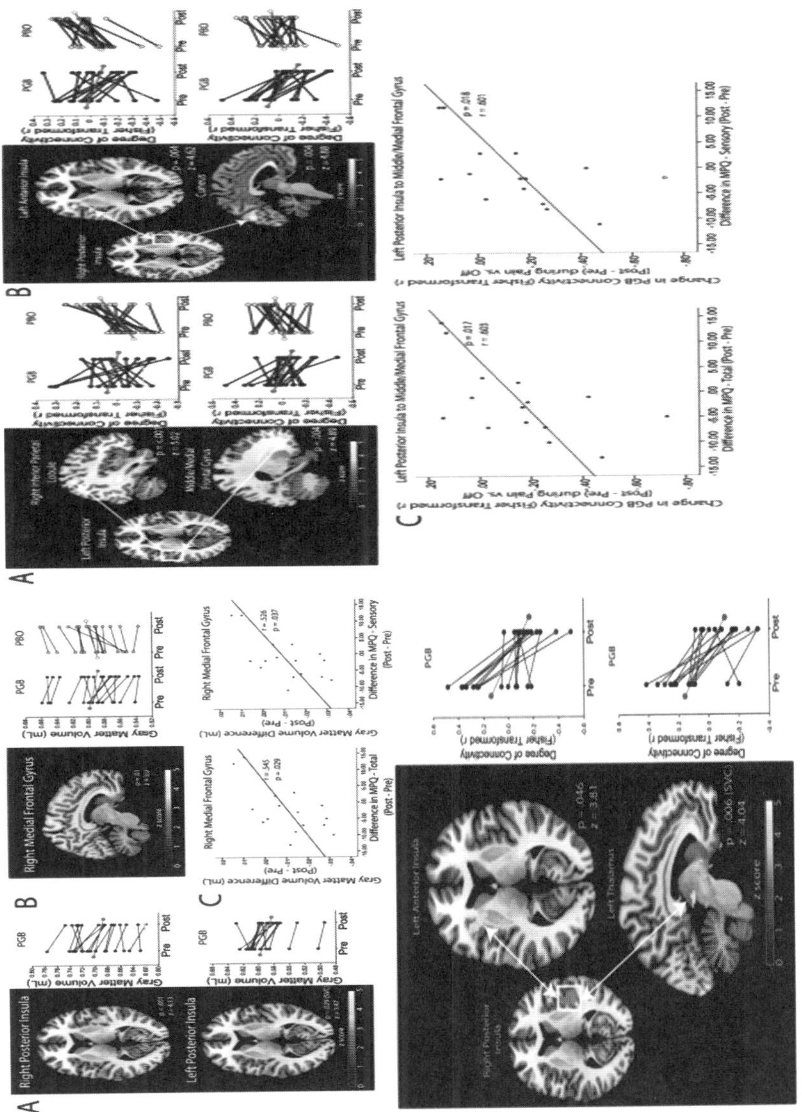

図３−10　プレガバリン治療によって島の灰白質のボリュームが減少

seed ROI	Target ROI	Beta	T(22)	p.FDR	Connectivity
IC.R	precuneous	0.19	4.66	0.01	Increased
	Posterior cingulate	0.15	4.42	0.01	Increased
	Parahippocampal. R	0.15	3.95	0.05	Increased
	FO	−0.15	−4.27	0.01	Decreased
	SMA	−0.17	−3.90	0.03	Decreased
PCC	Insular.R	0.15	4.42	0.02	Increased
precuneous	Insular	0.19	1161	0.01	Increased

FC, functional connectivityInstitute; R, right; L, left;IC, insular cortex; FO, frontal orbital cortex;SMA, supplementary motor area; PCC, posterior cingulate cortext;

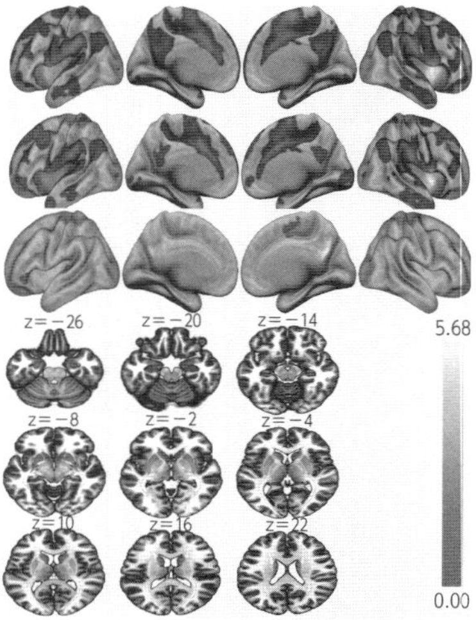

図 3−11　音楽介入の効果

図 3−11 は，われわれが（Usui, 2020）日常臨床を行う中で，患者さんが安全かつ合理的に使用できる痛みに対するレスキューを模索して，音楽療法について注目した結果である。線維筋痛症に対する音楽療法の中長期的な有効性の報告はわずかにあるのみで，短期的効果として報告はほとんどない。23 名の線維筋痛症患者を対象として，fMRI を用いて音楽介入の効果を検討した。このモーツアルトのデュオ・フォー・バイオリン＆ビオラ No.1K423 を約 17 分聞いてもらい，その前後で fMRI を施行した。NRS（Numerical Rating Scale）による疼痛評価によって，NRS は優位に低下し，デフォルトモード・ネットワークの主領域である島と後部帯状回楔前部の結合の衰弱を認めた。線維筋痛症の痛みに対して音楽介入が短期的に有効で，疼痛改善とデフォルトモード・ネットワーク領域の結合の減衰の相関を認めることができた（加藤，2022）。

一方，脳機能画像を治療予測に使えないかということで，先ほど SPECT を用いた研究を示した（Usui, 2020）が，ガバペンチンを投与して，12 週後の疼痛閾値，疼痛がVASスケールを用いて50％以上改善した部分をレスポンダー，それ以外を治療反応不良群，治療反応良好群と比較して，中側頭回，上前頭回，楔前部，中後頭回，小脳山腹などデフォルトモード・ネットワーク関連の領域で有意な血流増加を認めた。つまりデフォルトモード・ネットワーク領域の血流の増加はガバペンチンへの反応性の低さを予測することができることがわかった。

また，線維筋痛症はさまざまな病態の症候群なので，どういった病態を診ているかで研究は変わってくる。そこで，これまで線維筋痛症と診断されたことのない未治療の線維筋痛症の患者さんを対象として，1年後，痛みによるVASスケールで痛みが50％以上改善もしくは寛解した群を予後良好群，それ以外を予後不良群として比較検討した（Usui et al., 2017）。これはFDGを用いて糖代謝を見ている。予後不良群は正常群と比較して，右の視床，左レンズ核での有意な糖代謝の増加を認めている。一方，予後良好群では，左視床，左レンズ核での優位な糖代謝の低下を認めている。両群を比較すると，予後不良群では，予後良好群と比較して左視床両側レンズ核，扁桃体での優位な糖代謝の増加を認めた。この結果から，FDGPETを用いて，線維筋痛症では左の視床，両側レンズ核，扁桃体での糖代謝の増加が予後に関係するということが明らかになった（Usui et al., 2017）。

2．線維筋痛症の治療

ここからは慢性疼痛，特に線維筋痛症の治療について説明していく。治療は大きく分けて，認知行動療法，運動療法，薬物療法の3つの柱がある。

1）運動療法

運動療法として太極拳が有効であることは前々からいわれている。太極拳以外にも，運動療法は，慢性疼痛の重症度や生活の質，痛み自体，疲労感，身体機能，筋肉の硬さなどを改善させるのにも有効と考えられている。

具体的には，慢性疼痛に有効なものとしてエアロビックエクササイズや水中エクササイズ，筋力トレーニングなどの4件が，運動療法の効果を検証したコクランシステムレビューで報告されている。研究のバイアスリスクやサンプルサイズの問題などがあるが，慢性疼痛，特に線維筋痛症に対する運動療法の効果は３カ月ないし４カ月後において，生活の質，痛み自体，疲労感，身体機能，筋肉の硬さ，すべてのアウトカムに対して有効である可能性が高いということが示されている。また2016年の欧州リウマチ学会ガイドラインにおいても，エアロビックやストレッチングエクササイズを推奨しており，加えて，運動療法を行う際には教育的視点も重要であることも示されている。

パーソナライズしたリハビリ治療では，その人の症状に合わせて，１回50分，10回のセッションで約３カ月，治療を行った。治療する前はスムーズに腕を上げることができなかった。左腕は横から上げることも，肩より上にまったく上げられないような状態である。これが３カ月後，両腕をスムーズにまわせるまでに改善した。

２）認知行動療法

次は認知行動療法についてみていく。認知行動療法は，ある出来事に対する捉え方，認知と行動を変えることで，問題への効果的な対処の仕方を習得させ，この心理教育によって，患者さん自身がカウンセラーとなり症状の予防ができるようになる治療法である。近年，認知行動療法の発展の流れとしては，第１世代から第３世代へと移り変わってきている。第１世代は行動療法で，人，動物，共通の学習理論に基づくレスポンデント条件やオペラント条件付けなどが含まれる。第２世代として，認知療法，行動療法があり，これは認知の反応および行動に及ぼす影響を考慮に入れている。慢性疼痛患者さんに対する心理的介入のコクランレビューにおいて，認知行動療法は通常の治療に比較して，短期的には疼痛強度および生活の質の改善に対しては小さな効果，破局化思考，および気分の改善に対しては中等度の効果が見られている。さらに，第３世代では，第１世代，情報処理モデルの発展系で，認知の内容ではなく文脈の中の機能の変容を重視しており，認知も言語行動として扱われ，マインドフルネスとアクセプタンス＆コミットメントセラピー（後述）などが注目されている。

マインドフルネスとは，今この瞬間において価値判断することなく，ありのままを受容して，それに気づいている状態のことである。痛みに関していえば，痛みなどの不快感やストレスに対して，客観的に気づいているという状態である。

さらにアクセプタンス＆コミットメントセラピーでは，患者さんの動くと痛みが増すなどの恐怖感や不安感の感情の内容や頻度を変えるのではなく，患者さんがそうした感覚，思考，感情をもちながらも生き生きと生きることを目指すものである。実際の認知行動療法の手法としては，まず患者さんと治療者間の良好な信頼関係の形成，適切な医学的治療，病態説明と心理教育，傾聴と共感，患者さん主体の治療，変化への動機づけなど，認知面に働きかける時の重要な土台になる。

一方，行動面に働きかける技法に行動活性化やリハビリテーションが含まれていて，認知行動療法が慢性疼痛に適応がある理由の1つであり，認知行動療法理論に基づく運動促進法が慢性疼痛の病理に合致した治療法であることがわかる。慢性疼痛患者さんは痛みの体験によって，恐怖を与えるような情報やネガティブな感情で悲観的な解釈をする傾向があり，これは破局的思考と呼ばれている。例えば痛みが消えるかどうかをずっと気にしている。また，痛みはひどくて決してよくならない，何かひどいことが起きるのではないかというような破局的思考をしてしまうために，不安や恐怖をもたらし，さらに回避的な行動からうつ傾向をきたして，慢性化の負のサイクルが形成される。

これに対して正しい情報として，痛みのために関節や筋肉を動かさないことで，かえって痛みが悪化すること。痛みを感じつつもリハビリテーション治療を継続して，筋力や関節可動域の改善が治療として必要なことを繰り返し教育することが大事である。さらに，本人の受け入れ状況を見ながら，励ますなど認知面や行動面を変化する認知行動療法的アプローチが重要になってくる。

この認知行動療法を行うにあたって，最も大切な点は患者さんと医療者間の信頼関係の構築である。そして，治療者の介入の比率を減らす一方で，患者さんの自主性を引き出すことが重要なのだ。まず第１段階では情報収集を診察の時の面接，検査などから開始し，第２段階では，病態，仮説の構築と説明を行う。第３段階では病態仮説に基づいた治療方針の説明と実行。第４段階では，治療による変化の確認，強化，促進。最終の第５段階では自己のコントロール感や，自己効力感の強化を行う。治療方針としては，痛みの改善ではなく日常生活の改善，さらには生活の質の向上，生きがいの創出などを目標とする。

３．慢性疼痛への認知行動療法

慢性疼痛における認知行動療法について説明していく。慢性痛では痛みを取り巻く反応が悪循環になり，治りにくくなる傾向がある。例えば図３−12のように痛みが出現した時に，無理しないで安静にしなくては，動くと悪くなる，治らない悪い病気かもという認知のもと，動かなくなる，外出しな

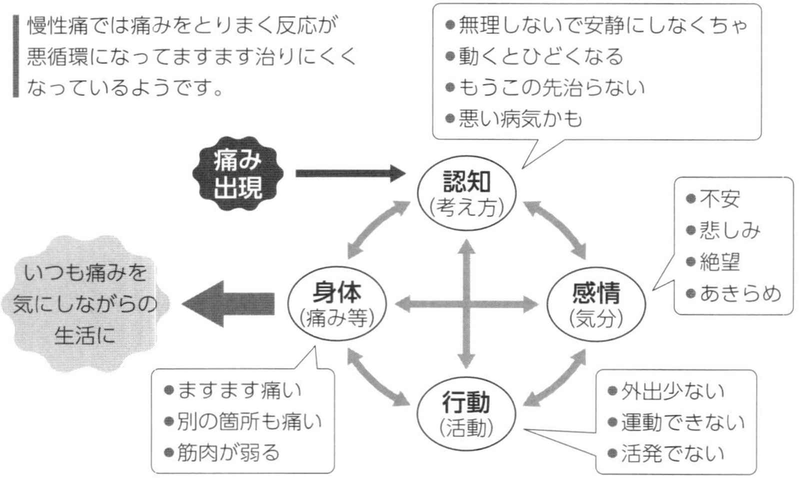

図３−12　認知行動療法

い，運動しない。活発ではないという認知のもと不安が高まり，諦めや絶望感が生じてきて，その考え方によってますます痛みが悪化していく。いつも痛みを抱えているために，動かないことで筋肉も減り，ますます動かない生活になっていくパターンに陥る人が多いのである。

そのような悪循環の考え方を変えていくために，例えば痛みが出現したら，「まだ痛いけど落ち込むほどじゃない」「お医者さまは運動が治る近道と言っていたぞ」「きっとよくなるはずだ」「痛みの本当の原因はわかんないんだぞ」というように前向きにとらえることによって，感情もよくなり，そして行動面でもアクティブになっていく。その結果，痛みが気にならない時間が増えて，やりたいことができる生活になっていくのである。簡単にいうとこのような認知行動療法が必要になってくる。

4．「いきいきリハビリノート」の活用

図 3－13 は，運動療法，認知行動療法を紹介しながら患者教育の要素を取り込んだ小冊子「いきいきリハビリノート」である（Kimura, 2021）。このノートは単なる運動の記録のためのものではない。認知行動療法理論に基づいた記録が行えるように工夫されている。慢性疼痛の患者さんは痛みにとらわれ

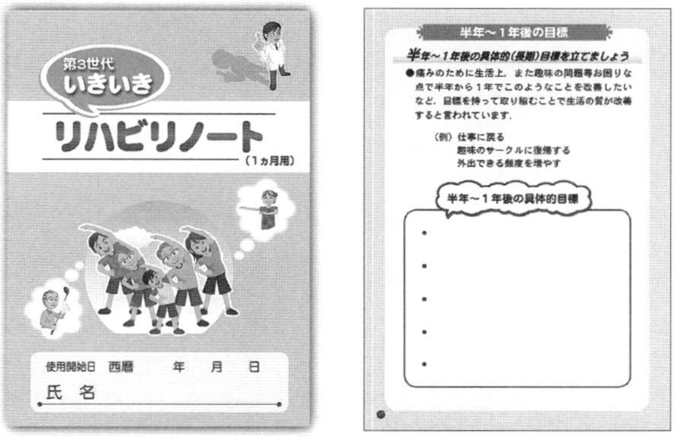

第3世代
いきいき
リハビリノート
（1ヵ月用）
使用開始日 西暦 年 月 日
氏 名
半年～1年後の目標
半年～1年後の具体的（長期）目標を立てましょう
●痛みのために生活上，また趣味の問題等お困りな点で半年から1年でこのようなことを改善したいなど，目標を持って取り組むことで生活の質が改善すると言われています．
（例）仕事に戻る
趣味のサークルに復帰する
外出できる頻度を増やす
半年～1年後の具体的目標

図 3－13 「いきいきリハビリノート」

ているため，痛みのためにやりたいことも何もできないなどと訴えることが多い。そのため明確な目標を患者さんと医療者側が一緒になって考えることが重要である。こんなに痛いのに目標なんて立てられないと発言する患者さんの中には，何らかの原因で怒りや不安を抱えている場合が多くあるので，患者さんの話を傾聴し共感することで感情を緩め信頼関係を築くことができる。そして信頼関係ができてくると目標設定を行える場合が少なくない。このノートの前半には，図の右に示すように，長期目標，半年から１年後の記載するページがあり，具体的かつご本人が前向きになれるような目標を数個記載するようにできている。

図３−14は，日々の記入ページを示している。このページでは考えと感情を分けて記入する。認知行動療法では両者を区別して，患者さんが何を考え，感じているかを自分自身で理解することを促す。また，患者さん自身の非機能的思考を修正することで，最終的に患者さんの感情的な苦痛を和らげることが治療の目的の１つとして大事なことである。

自分をねぎらうメッセージへの記入の狙いは，自分自身へのエールを送ることで，自己効力感を高めてもらうことである。慢性疼痛患者さんは自己に対する信頼感がとても低く，自己評価も低い。自分ならできるといった自信も喪失している場合が多いので，医療者側は日々の努力に対して褒め，自己肯定感が高まるように指示的に対応することが大事である。行動名の記入は，ペーシング障害の有無や，１日の行動パターンをモニターするため日常生活の行動を記入してもらう。例えば午前中に活動しすぎて痛みが悪化し

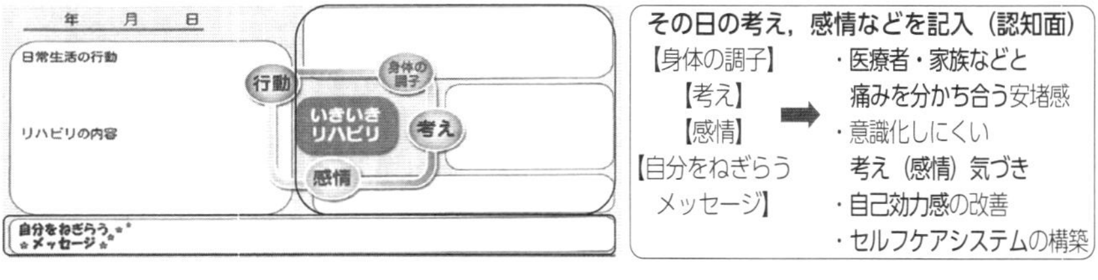

図３−14　日々のノート記入の際の認知面のねらい

て，横になっている時間が長くなっていないかなどをチェックしていく。

また，慢性疼痛患者さんは快感および楽しみの消失が見られることが大変多くあるので，例えばお友だちと食事に行った，もともとの趣味がたくさんできた，といったことが記入されていなければ，そのような誘いをして趣味の拡大，再開などを勧めるための情報源として治療者側は注意を払って記載内容を確認する必要がある。また，日々のノートには痛みという言葉をあえて出さずに「体の調子」という言葉で表現している。基本的には医療者側からは痛みの話を出さないこともする。もちろん患者さんから痛みの訴えの記載があれば，話を傾聴して共感することが大切である。

リハビリの内容に記載された情報は，短期間での目標で掲げたリハビリテーションのメニューが行われているか，また過度に行っていないかなどを確認するのにも大切な情報源となる。1カ月を過ぎた時点で最初に作成した1カ月目の目標に対する反省点を書いてもらうページがあり，患者さん自身でその分析をしてもらうようになっている。医療者側からの助言は，決して批判的にならないようにする。また，良い点を褒め，患者さんが前向きになれるように記載することが大事である。

もし身体的な改善が見られた場合には，1カ月前でも新たな目標を立てることができる。ただ，慢性疼痛患者さんはなかなか目標に達することができないことが多いので，その際には長く痛みを抱えていたので治療にもその分長く時間がかかるということを説明し，長期の外来受診も根気強く継続するように促していくことも大事である。そして最終目標は，半年から1年後の長期目標の達成，および医療に対する依存がなくなり，セルフケアができ，自立した時点をゴールとする。その月の終わりには，反省の記入ページに反省点や今後のことを記載して，リハビリノートの使用は終了となる。その際，外来通院の方は急に終了せず，漸減していくことが大切である。また，悪化時や再発時には必ず受診をするということを患者さんに説明して，理解してもらうことも大事なことである。

5．痛覚変調性疼痛の治療

痛覚変調性疼痛の治療についても触れていこう。薬物療法のみならず，運動療法，また認知行動療法，そしてその他では鍼灸やリハビリも有効である。特に薬物療法では線維筋痛症に関してはプレガバリンとディロキセチンの併用療法が一番有効であるというような論文も出ている（Thorpe et al., 2018）。また，日常診療を行う中で，精神療法というよりも，患者さんご自身にどのような時に痛むかを気づいてもらうことがとても大事だと考えるようになった。さらには治療の効果，例えば痛みの軽減や生活の質の向上など，改善していることを患者さん自身が実感することがすごく大事である。痛みをなくすという考え方ではなく，痛みはあるけれども，悩むことが少なくなった，QOL が上がったというようなことを，ご自身で見える化することがとても大切ではないかと考えている。

6．慢性疼痛研究アプリ「いたみノート」

そこでどうにか痛みを可視化できないかということで，アップル社の医学研究向けソフトウェアプラットフォームであるリサーチキットを用いて，慢性疼痛のアプリを作った。このリサーチキットのよいところは被験者数が画期的に増やせること，低コストで双方向的成果を還元できること，患者さんがいつでもどこでも使えることである。これを用いることで，痛みの原因や悪化の状況が気象や個人の生活スタイル，感情，周りを取り巻く環境のどれなのかに気づくことができ，痛みが悪化するのをご自身で予防できるのではないかと考えている。

このアプリを使う際，まず最初に睡眠や抑うつ気分，痛みの質問に答えて，睡眠障害の重症度を反映し，抑うつに関しては希死念慮の有無，痛みに関しては重症度が反映される。それぞれ重症の方には，医療機関への受診をフィードバックするようにできている。また，図 3−15 のように毎日つけるものとして，気象情報や痛みのフェイススケールがある。毎日の行動や気分

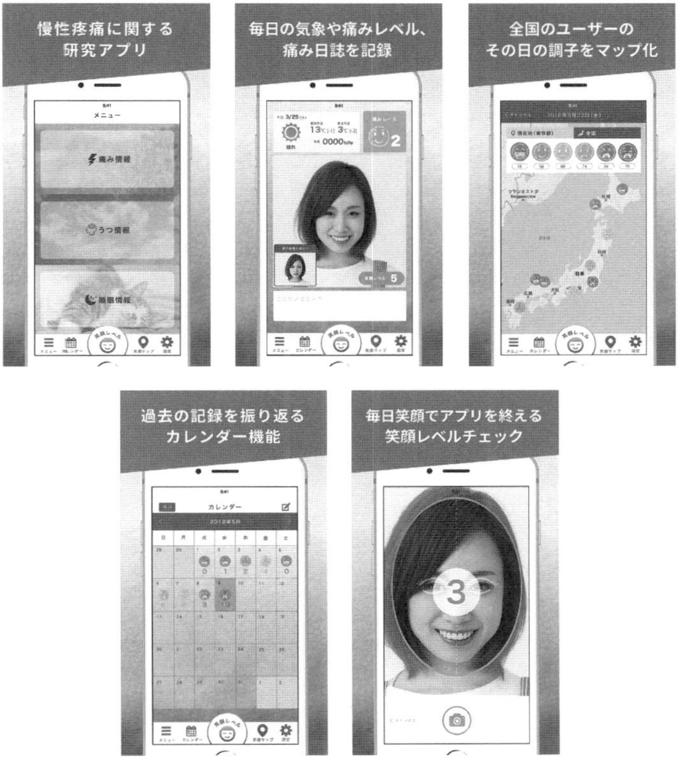

図 3－15　慢性疼痛研究アプリ「いたみノート」

の問題も日記のように記録してもらう。患者さん自身がこれを見て分析して，重症化の予防，そして痛みのセルフコントロールに役立てるようにしている。

図 3－15 の上段右端は全国のユーザーのフェイススケールをマップ化している。周りのユーザーのその日の状態を共有することで，自分ひとりではない，つながっているというウェルビーイングの基本的な考え方の感覚を感じることができるようにもなっている。そしてこれらは過去の記録をすべてカレンダーに記録として残すことができる。筆者は普段，臨床の中でこのアプ

リをつけてもらって診察場面で活用している。例えば画面を見れば悪い日がわかるので，気象や日誌など見ながらどのような時に痛みが出るのかを患者さんと一緒に考えていく。そしてどうしたら予防できるかの対策まで考えるようにしている。

ここからはおまけの項目である。痛みがあることで，苦痛や苦悩，不安を皆さん抱えている。少しでも楽しめるように，最後は笑顔で終わってもらおうと笑顔レベルチェックをつけている。どの疾患においても，笑うことで免疫が高まることは知られているので，その効果を取り入れている。

このアプリによってさまざまなデータを収集することで新しい発見ができることが期待されている。例えば図3−16は，3カ月しっかり記録をつけてくれた患者さんのものである。3カ月このように毎日頑張ってつけてくれる

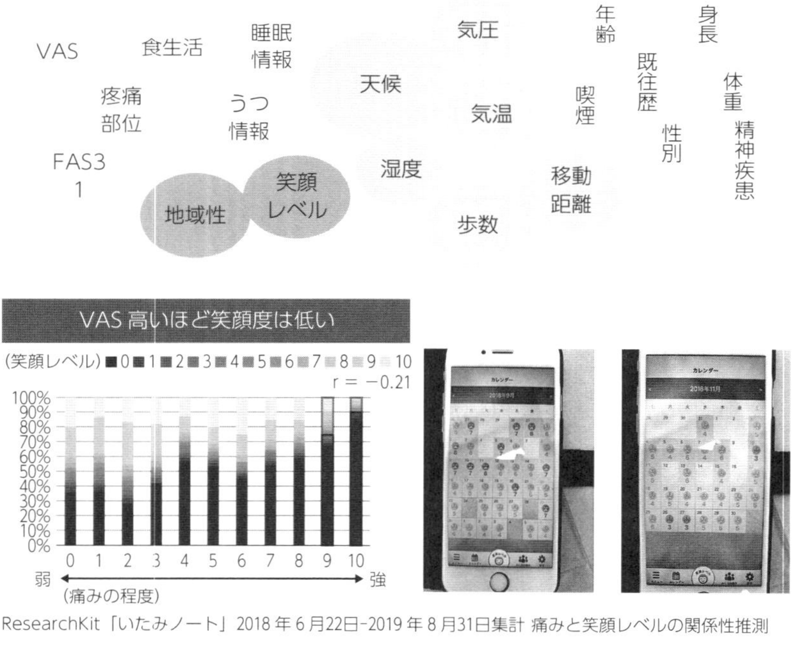

ResearchKit「いたみノート」2018年6月22日-2019年8月31日集計 痛みと笑顔レベルの関係性推測

図3−16　痛みの改善を見える化

だけで，季節は寒い時期に移っているけれども，face scaleが良くなってきて，痛みの改善傾向が認められている。

このリサーチキットは研究用のアプリなので，集めたデータから歩数と痛みの関係を解析した。平均38.7歳の男女，1,273人のデータで，痛みの持続時間や強度を分析した結果，1日平均8,000歩のウォーキングを続けている人が，ほとんど歩いていない人に比べて明らかに慢性疼痛が改善していることもわかっている（Ogawa, 2022）。

V おわりに

本章では慢性疼痛，特に痛覚変調性疼痛について解説し，脳機能画像を用いながら，資料について示した。治療においては薬物療法のみならず，認知行動療法や運動療法が大切なことを示した。また，精神療法というよりも患者さん本人の気づきを促すことが大事であることを示した。痛みがあっても悩むことが少なくなること，QOLが上がることを治療の目標にすることの大切さが，本章から示されたのではないかと思う。

参考文献

Andrews N (2018) What's in a Name for Chronic Pain?: "Nociplastic pain" officially adopted by IASP as third mechanistic descriptor of chronic pain. https://www.painresearchforum.org/news/92059-whats-name-chronic-pain

Baliki MN, Geha PY, Apkarian AV, et al. (2008) Beyond feeling: chronic pain hurts the brain, disrupting the default-mode network dynamics. *J Neurosci 28:* 1398-1403.

Fitzcharles MA, Cohen SP, Clauw DJ, et al. (2021) Nociplasticpain: towards an understanding of prevalent pain conditions. *Lancet 397:* 2098-2110.

Glass JM, Williams DA, Fernandez-Sanchez ML, et al. (2011) Executive function in chronic pain patients and healthy controls: different cortical activation during response inhibition in fibromyalgia. *J Pain 12:* 1219-1229.

International Association for the Study of Pain (1979) Pain terms: a list with definitions and notes on usage. Recommended by the IASP Subcommittee on Taxonomy. *Pain 6:* 249.

International Association for the Study of Pain (2011) Classification of chronic pain. In

IASP Task Force on Taxonomy (Ed.), *Classification of Chronic Pain (Second ed.)* (pp. 209-214). IASP Press.
Jensen KB, Kosek E, Petzke F, et al. (2009) Evidence of dysfunctional pain inhibition in Fibromyalgia reflected in rACC during provoked pain. *Pain 144:* 95-100.
加藤総夫（2022）痛覚変調性疼痛（nociplastic pain）：痛みの第3の機構分類．ペインクリニック，43(1): 1-8.
Kimura S, Hosoi M, Otsuru N, et al. (2021) A novel exercise facilitation method in combination with cognitive behavioral therapy using the Ikiiki Rehabilitation Notebook for intractable chronic pain: technical report and 22 cases. *Healthcare (Basel) 9:* 1209.
Loeser JD, & Treede R-D (2008) The Kyoto protocol of IASP Basic Pain Terminology. *Pain 137:* 473-477.
松平　浩（2011）日本における慢性疼痛の実態：Pain Associated Cross-sectional Epidemiological (PACE) survey 2009. JP. ペインクリニック，32(9): 1345-1356.
Merskey H, & Bogduk N (Eds.) (1994) Part III Pain terms: a current list with definitions and notes on usage. In Merskey H, & Bogduk N (Eds.) *Classification of Chronic Pain (Second ed.)* (pp.207-214). IASP Press.
Nakamura I, Nishioka K, Usui C, et al. (2014) An epidemiologic internet survey of fibromyalgia and chronic pain in Japan. *Arthritis Care Res (Hoboken) 66:* 1093-1101.
Napadow V, LaCount L, Park K, et al. (2012) Intrinsic brain connectivity in fibromyalgia is associated with chronic pain intensity. *Arthritis Rheum 62:* 2545-2555.
Ogawa T, Castelo-Branco L, Hatta K, et al (2022) Association between step count measured with a smartphone app (Pain-Note) and pain level in patients with chronic pain: observational study. *JMIR form Res 6*(4): e23657.
Pinto AM, Geenen R, Wager TD, et al. (2023) Emotion regulation and the salience network: a hypothetical integrative model of fibromyalgia. *Nat Rev Rheumatol 19* (1): 44-60.
Puiu T, Kairys AE, Pauer L, et al. (2016) Association of alterations in gray matter volume with reduced evoked-pain connectivity following short-term administration of pregabalin in patients with fibromyalgia. *Arthritis Rheumatol 68:* 1511-1521.
Raichle ME, MacLeod AM, Snyder AZ, et al. (2001) A default mode of brain function. *Proc Natl Acad Sci USA 98:* 676-682.
Raja SN, Carr DB, Cohen M, et al. (2020) The revised International Association for the Study of Pain definition of pain: concepts, challenges, and compromises. *Pain 161*(9): 1976-1982.
田中美知太郎・藤沢令夫編（1974）プラトン全集．岩波書店．
Thorpe J, Shum B, Moore RA, et al. (2018) Combination pharmacotherapy for the treatment of fibromyalgia in adults. *Cochrane Database Syst Rev. Feb 19;* 2(2):

CD010585.
冨田恭彦（1992）デカルト入門講義．ちくま学芸文庫．
内山勝利・中畑正志・神崎　繁編（2018）アリストテレス全集　新版．岩波書店．
Usui C, Doi N, Nishioka M, et al.（2006）Electroconvulsive therapy improves severe pain associated with fibromyalgia. *Pain 121:* 276-280.
Usui C, Hatta K, Aratani S, et al.（2012）The Japanese version of the 2010 American College of Rheumatology Preliminary Diagnostic Criteria for Fibromyalgia and the Fibromyalgia Symptom Scale: reliability and validity. *Mod Rheumatol 22:* 40-44.
Usui C, Hatta K, Aratani S, et al.（2013）The Japanese version of the modified ACR Preliminary Diagnostic Criteria for Fibromyalgia and the Fibromyalgia Symptom Scale: reliability and validity. *Mod Rheumatol 23:* 846-850.
Usui C, Hatta K, Doi N, et al.（2010）Brain perfusion in fibromyalgia patients and its differences between responders and poor responders to gabapentin. *Arthritis Res Ther 12:* R64.
Usui C, Kirino E, Tanaka S, et al.（2020）Music intervention reduces persistent fibromyalgia pain and Alters functional connectivity between the insula and Default mode network. *Pain Med 24:* pnaa071.
Usui C, Soma T, Hatta K, et al.（2017）A study of brain metabolism in fibromyalgia by positron emission tomography. *Progress in Neuropsychopharmacology & Biological Psychiatry 75:* 120-127.

第4章

慢性疼痛治療における臨床催眠適用の現状と課題

松木　繁

Ⅰ　はじめに

まず最初に，慢性疼痛治療ガイドラインでの催眠療法の位置づけについて，少し触れておきたい。2018年版の慢性疼痛治療ガイドラインにおいては，催眠療法は推奨度2Bの評価ということで，弱く推奨という評価を受けている。

その中のコメントの一部を紹介すると，「催眠療法の効果性についてはエビデンスも含めて認められているが，研修制度が不十分で，『本邦においてはまだ標準的に（研修が）行われている状況になく，重要な方法論として拡がることが望まれる』」とされていた。

ところが，2021年版の治療ガイドラインにおいては，催眠療法は推奨度Cの評価と少し評価を下げて，「明確な推奨を示すことはできない」とされている。その中で述べられていることを要約すると「催眠療法は，痛みの軽減に大きな効果をもたらす可能性があること，海外の報告では，2回程度の短期介入で効果が見込めることなどがRCTでも示されているが，本邦における訓練体制の未整備，例えば，『操られて意図しない行動をとらされる』といった（催眠療法への）誤解が流布していることなど，導入への障壁もある」といったコメントがされている。

このように，現状では明確な推奨を示すことはできないということで，催眠療法は推奨度Ｃという評価を受けている。この評価自体は，催眠を行う者としては，はなはだ不本意な結果ではあるが，確かに研修制度が十分に行われていないという現状は，そのとおりである。さらに，疼痛を訴えて来られる患者の中にも，逆に催眠そのもので，何か操作されるのではないかという感覚で催眠療法を受けに来られる方も相変わらず多いので，この治療ガイドラインで示されているコメントというのは，あながち間違っているとは思えない状態ではある。

本章のテーマで杉山先生から執筆依頼を受けた際に，実際，慢性疼痛の患者に催眠療法を実施していて，非常に効果的に働き短期で治療がうまくいくケースと，なかなか治療がうまくいかない難治ケースがあって，私自身も慢性疼痛の治療に関しては，非常に難儀しているという本音を語らせていただいた。今回は，この催眠療法の総論的な意味で，催眠による痛みへの働きかけがどのような歴史をもっていて，どんなふうに行われてきているかということと，実践の中で，どんなことが今，検討されているのか，そういったことについて述べてもらいたいという依頼であったので，引き受けることになった。

そこで今回は総論として，催眠全体がどんなふうに，疼痛治療，鎮痛のために利用されてきたのかという歴史的な背景と，それに対する効果性が，脳科学の上でどのように現在説明されているかということについて述べたい。そして最後に，事例を紹介する。これは，なかなか痛みが治まらなかったケースに催眠を導入している間，催眠中に（トラウマによるものと推測される）ある種のフリーズ状態というようなものが出てしまったが，その状態を利用することで，逆に新たな１つの催眠療法のパラダイムを考えたというものである。このアプローチについては，2017年の国際催眠学会の席でも発表させていただき，その折に高い評価を受け，Mark P. Jensen博士の編集する“Chronic Pain Management”(2019)に掲載いただいた。その際に使ったこの事例を取り上げ，皆さんと一緒に考えていきたいと思う。

Ⅱ　催眠適用がうまくいった事例といかなかった事例の特徴

私自身は慢性疼痛への催眠適用で，かなり数多くのケースを実践しており，読者の皆さんの参考になると思うので，ここで催眠適用が非常にうまくいった事例とうまくいかなかった事例と，大きく２つに分けてその特徴を紹介する。

１．痛みの低減・消失が，効果的に得られる事例の特徴

まず「痛みの低減・消失（鎮痛）が，非常に効果的に（時には劇的に）得られるような事例」である。そういった事例の特徴を述べると，１つ目には，「痛みがなくなりますよ」という直接暗示によって治るのではなくて，痛みはある程度続いているのだけれども，「痛みは気になりませんよ」という間接的な暗示戦略によって段階的に治していく形になっているものである。つまり，催眠療法における催眠暗示が，主に患者の情動，特に痛みという不快感の調整に役立ったと推測されるような事例である。後ほど簡単に紹介するが，催眠技法の中に気逸らし法というものがあるのだが，そういった催眠誘導暗示をうまくテクニックとして使えて，それを効果的に患者に適用できたというケースである。本当にあっという間に，数回の催眠療法の面接で痛みから解放される。

もう１つ，その患者たちの特徴としては，催眠トランスそのもののもっている独自効果，特にリラクセーション効果であるが，それに伴う自律神経系の自然調整が催眠中に自発的に行われるものである。催眠状態に入ることで自律神経系が自然調和していく。交感神経の働き，副交感神経の働きが非常にうまく調整されていく，そうした働きが催眠状態の中で自然にもたらされるのである。

特に，痛みに伴って出てきている交感神経の興奮が，催眠によるリラクセーションの効果によって，副交感神経が少し優位な状態になっていくよう

に自然調整されていくというのが，催眠トランスそのものがもっている独自効果ということである。

そのような形で自律神経系の調和がうまくとれていくと，それに伴って情動調整が自発的に生じる。催眠の「痛みが消えますよ」という暗示を使うわけではないのだが，催眠のリラクセーション効果によって，自律神経の安定した状態が得られ，情動も調整できていく。しかもそれは，催眠者が「痛みが楽になりますよ」，ということを言うのではなくて，患者とともにやっていく空間の中で自発的に生じる，そういうケースが劇的にうまくいっている。

そして，患者自身の催眠感受性とか被暗示性が高い場合に，このような効果が得られるケースが多い。催眠誘導していても，自発的に自然に自分からトランスの中に入っていく。例えば閉眼するということも，こちらが目を閉じますよということをあえて言わなくても，自然と目を閉じていく。そういった催眠感受性があるということと，共感的な治療者－患者関係が非常につくりやすい，信頼感がある場合。そういう条件下で非常にうまくいっている。

さらに「催眠療法への偏見とか誤解があまりない」ということと，催眠療法による鎮痛が，緩やかで長期的な流れの中で展開していくのだ，ということに対して信頼が厚い，そういったケースで非常に効果的な結果が出ている。

きちんとした効果研究をしたわけではないが，臨床の実感でいうと，ケース全体としては，大体6～7割ぐらいのケース，下手すると8割ぐらいのケースでは，こういった形でうまくいくなという感じがしている。

2．鎮痛に苦慮する事例の特徴

約1割から2割ぐらいは，鎮痛に非常に苦慮する難治ケースに出会う。そのような患者の特徴を述べると，例えば交通事故による痛みのような，いわゆる外傷体験があって，それによって起こってくる痛みという症状も前面にあるわけだが，症状の背景に，患者のもっている解決困難な心理社会的要因，いわゆる複雑性トラウマ（C－PTSD）があるというケースである。それが最近，私自身も非常に気になっているのだが，杉山先生とやりとりしていた時に，このC－PTSDという言葉が出てきた。そういったものが背景にあると推測される場合は，痛みそのものを催眠でダイレクトに消すという方法が非常にとりにくい。逆に，後で詳しく説明する気逸らし法でいったん症状と距離をとるというようなことをしても，非常に難しい。その背景にあるのが，痛みそのものがトラウマ反応の１つ，つまりフラッシュバックとか，過覚醒反応とか，時には，身体解離のような形で表現されるような症状になっている。

治療者優位な関係性で催眠療法を進めていくと，そういう背景（例えば，虐待等のトラウマなどがそうであるが）をもっておられる方は，支配・被支配の関係の中に自分自身が入ってしまって，非常に強い不快感を伴うトラウマの再体験をしてしまう。また，トラウマからの自己防衛反応としての痛みを無理やりにとられてしまうということは，自分自身の痛みを大切にされていないといった感覚を覚えることが多いので，痛みをとろうとすると，逆に非常に痛みが増幅してしまう。そういうケースが多いのである。

逆に，気逸らし法などの形で，痛みそのものは残っているけれども気にならない，というやり方で関わっていこうとすると，痛みそのものを放っておくというのは，自分自身の心の傷といったものに真剣に向き合ってもらえていないような，そんな心の働きが出るようで，そういったものが背景に強くあるということを感じさせられている。

私自身の経験でしかないので，はっきりしたことは言えないけれども，患者の中には約１～２割ぐらいこうした方がおられて，そんな時には，やはり治療者－患者関係自体も成立しにくい。その中には，実は，催眠療法に対する偏見・誤解がとても大きくて，催眠で何か操作され操られるという感覚が，とても大きい方がいる。

またペインクリニックの先生から紹介されて来られるケースなどでは，催眠療法をすると，どうやら「一発で治る」といった過剰な期待をもっておられるケースもあって，そういう過剰な期待という意味での誤解もあったりする。劇的に誰かが解決してくれるような，そういうふうな背景があって，それをずっと細かく見ていると，背景にどうも心理社会的な問題，特にそれがトラウマチックな出来事と関係しているという，そういうケースが非常に多いように思われる。

これは私の経験から独断で述べたことであり，ほかの先生方の章を読まれて，あらためて皆さんに考えていただければと思う。

3．パッケージ化された催眠療法の限界

先述した催眠国際学会で発表した事例では，1人の患者の中に催眠カタレプシー[注1)]を起こすと同時に，カタレプシーを起こしてるところ以外は非常にリラックスできるのだというふうに，リラクレージョン法をあわせて使った。それが非常に効果を上げたということで発表させていただいた。この事例は皆さんからたいへん興味をもたれたので，後に詳細を述べることにする。

慢性疼痛のケースで複雑性トラウマなどを抱えている方には，従来の，例えばリラクセーションオンリーのようなパッケージ化された催眠療法では限界を感じ，工夫をしないと難しいのではないかという発想で，こういう方法がいいんじゃないかと考え，行ったのである。

以上のようなこと，これが現状である。だから，マイルドに穏やかに，催眠でよくなっていかれるケースと，なかなかそうはいかない，やればやるほど泥沼に入っていくような，良くならないケースがある。良くならないこと

注1）カタレプシーとは，一般的には体の一部が動かない状態を指し，通常は統合失調症における緊張病症候群の典型的な症状の一種を表す言葉であるが，ここでは，催眠誘導の技法として適用しているので，「催眠カタレプシー」と表現した。催眠カタレプシー状態は患者の自覚的には筋肉の緊張－弛緩の快いバランスが感じられ，臨床催眠においては効果的な誘導技法として使用されている（Erickson & Rossi, 1981）。

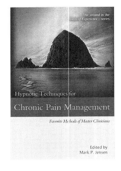

"Optimizing the efficacy of hypnosis for chronic pain treatment: How to deal with the limitations of structured hypnotic strategies（慢性疼痛治療の催眠適用における工夫について――パッケージ化された催眠技法適用の限界をどのような工夫で補ってきたか）"
Matsuki, S. (2019) InM. P. Jensen (Ed.), *The Voices of Expierienceseries Volume 2,* Seattle, WA: Denny Creek Press.

図4－1

で，逆に治療者の方が攻撃されるような，催眠で治ると言ったじゃないかと詐欺呼ばわりされる場合も冗談ではなくあったりするので，なかなか苦慮しているというのが，実際の臨床現場での印象である。でも，うまくいってるケースはたくさんあるので，それを参考にしながら，話を進めていきたい。

図4－1で紹介しているのはワシントン大学のJensen博士が編集されている，"Hypnotic Techniques for Chronic Pain Management-Favorite Methods of Mater Clinicians" である。この中に，"Optimizing the efficacy of hypnosis for chronic pain treatment: How to deal with the limitations of structured hypnotic strategies（慢性疼痛治療の催眠適用における工夫について――パッケージ化された催眠技法適用の限界をどのような工夫で補ってきたか）" というタイトルで，国際催眠学会で発表した事例について執筆させていただいた。ここで書いていることは，慢性疼痛治療だけではなく，さまざまな複雑性PTSDに対してのアプローチにも役に立つのではないだろうか。

工夫をするための手掛かりとしては，患者そのもののトラウマのPTSD症状の状態像を逆にうまく利用するということと，いわゆる身体化された身体要因について，それを心理的要因とうまくつなげていくということ，そんな作業である患者の語りをしっかりと聞いていく中で，身体的な要因と心理社会的要因がどうつながっているかを検討しながら，催眠療法の技法を考えていったという方法であるが，後ほど少し述べていく。

Ⅲ　臨床催眠の適応疾患分類

少し話がそれるが，表4−1は，もう亡くなられた高石昇先生が，「臨床催眠の適応疾患分類」（高石，2005）として整理されたものに私が一部手を加えたものである。高石先生は，催眠の適応効果の非常に高いものに「ペインコントロール」，あまり高くなくてけっこう難しいものの中に「疼痛」という，２つの痛みに関する症状を取り上げられている。２つの同じような症状がこうして別に出されているということを疑問に思い，高石先生に伺ったけれども，「ペインコントロール」というのは，催眠を使いながら，先述したよう

表4−1　臨床催眠の適応疾患分類

適応領域	対象疾患名			
	適用効果高い ━━━━━━━━━━━━━━━━▶ 適用効果低い			
精神病領域				統合失調症 躁うつ病 器質的脳疾患 人格障害
神経症領域	不安 恐怖（パニック） 悪癖（喫煙など生活習慣），	解離，PTSD， 身体化障害 摂食障害	抑うつ神経症 自傷 物質依存	
心身症領域	頭痛（片頭痛）， 機能性消化管障害（IBS）， 喘息，高血圧，潰瘍 皮膚疾患（蕁麻疹，湿疹，疣）	筋ジストニア （斜頸，チック， 書痙）		
身体疾患領域	ペインコントロール 血友病 吃逆	リウマチ 癌 疼痛 産婦人科領域（陣痛，オルガスムス障害）		

（高石，2005，松木一部改変）

な気逸らし法といった形で情動調整することによって，ペインがうまくコントロールできるという意味で，催眠の効果が非常に高いものがあって，ここで「疼痛」と書いているのは，さまざまな線維筋痛症，慢性疼痛も含めてであるが，いわゆる疼痛性障害全般を指してるのだということである。

当時から高石先生も治療経験の中で，そういうことを感じておられたようで，痛みそのものを直接症状除去することが非常に難しい，逆にそれをすることによってネガティブな結果が出てくる。だからといって，マイルドな，リラクセーションのような方法でとか，安心安全の場でというようなトラウマ治療でいわれるような，セーフティスペースのようなものをつくっていくアプローチでやっていくと，かえって痛みが増幅してしまうケースもあって，非常に対処が難しいのだと，そういった意味も含めて，このように2つに分けて挙げてるんだということをおっしゃっていたのが，非常に印象的だった。そういったお話を踏まえ，高石先生の分類を少し整理させていただきながら，こういう症状分けを私が一部改変しながら使っているのが表4－1である。

慢性疼痛も含めて，疼痛性障害そのものは，単一の適応疾患という形で分けるには難しい側面があるので，そういったことも含めて考慮することが必要だと考えている。

Ⅳ 催眠鎮痛の歴史

1．F. A. Mesmer（1734-1815）のメスメリズムによる催眠トランスの活用

本章のいわゆる催眠というのは，鎮痛の歴史において非常に大きな流れをもっていて，その歴史を，簡単にではあるが振り返っておきたいと思う。

1）メスメリズムの夢遊状態

まず催眠の鎮痛の歴史で，最初の科学的な催眠使用ということで挙げるならば，「フランツ・アントン・メスメルのメスメリズム」である。これは

ちょうど19世紀の中頃，ヨーロッパで盛んに使われていたものだが，この状態は今でいうところの深催眠状態（夢遊状態）で，メスメルはその現象を動物磁気の影響によるものとして動物磁気説と称して実践したのである。メスメリズムはその当時のヨーロッパ社会では非常に画期的な手法で，万病に対して効果的な治療法として大変な評判になった。しかしながら，神聖な人の身体に動物の磁気が宿るということが宗教的にも大きな問題となり，強い批判を受けることになってしまった。

その中に，催眠鎮痛もあった。メスメリズムでは，メスメルは患者の目を見つめ（凝視法），その状態で患者が意識を失ったように没入する状態になるように催眠誘導の手続きを行うのであるが，その様子を動物磁気が患者に伝わることで治療が進むとした。そのメスメリズムを受けた患者は，ある種の催眠トランス，しかも深いトランスで夢遊状態になった。そういう夢遊状態の時というのは，いわゆる痛みだけではなくて，感覚麻痺，今の言葉でいうと変性意識状態[注2)]というのであろうか，時間感覚，空間感覚が喪失されたり，特有の認知になったり，それに伴って身体感覚，特に知覚にも変化がもたらされ，痛みの知覚が無感覚な状態になり感覚麻痺を起こしたような状態が，この夢遊状態で起こったわけである。そのようなことで，結果的に鎮痛できた。痛みに苦しんで症状に圧倒された人が，催眠の夢遊状態の中に入ることで，鎮痛がもたらされてきたということである。

ただし，ここで大事なことは，この時のメスメリズムでこうした結果が出た人たちは，いわゆるこの当時の表現でいうヒステリー患者である。身体表現性障害等も含めた形のヒステリー患者が中心で，こういった夢遊状態にな

注2）変性意識状態とは，1966年にA. M. Ludwigが提唱し，一般にASC（Altered State of Consciousness）と呼ばれる状態で，成瀬（1960）の言葉を借りると，催眠誘導によって人為的に引き起こされた状態で，いろいろな点で睡眠と似ているが，睡眠とは区別でき，「被暗示性の昂進および，ふだんと違った特殊な意識性が特徴で，その結果，覚醒に比して運動や知覚，記憶，思考などの異常性が一層容易に引き起こされるような状態」を指す。痛みに関して言うならば，この変性意識状態によってもたらされる痛み知覚の異常性が，痛みの消失や緩和に役立つとされている。

る人――夢遊状態というより，かなり深いトランスの状態，催眠の状態なのであるが――そういう人は催眠感受性が非常に高く，当然それに伴って被暗示性も高かったということであって，そのためトランス，夢遊状態に入りやすいという側面がある。そして被暗示性も同時に高いことから，催眠中に与えられた後催眠暗示によって，その感覚麻痺が催眠から覚めた後も続き，鎮痛が維持されていたと考えられるのである。

これは非常に劇的で，そういった深い催眠状態を使って知覚の変化をもたらすことで，外科手術の際の麻酔効果などにも利用されていた。こういった催眠，メスメリズムをやったという，そういうことも歴史的にはいわれている。そういった麻酔効果があっての結果だったのだということである。

そのようなわけで，催眠トランス状態，夢遊状態というのは，深催眠，深い催眠そのものに鎮痛とか麻酔効果があるため，催眠で痛みがとれるという暗示は，直接的にはあまり使われていない。鎮痛暗示はあまり使用されていないという状態だったと思われる。

２）外科手術時の催眠

外科手術時に催眠を使ったという歴史については，たくさん報告があるけれども，これも近年，エーテルやクロロホルムの麻酔薬が開発された後は，そちらの方が麻酔効果が高いということで，現在は催眠状態で外科手術をするということは，あまり行われなくなっている。

ただ，数年前にカナダの国際催眠学会に行った際に，イランから参加していた医師が，催眠で麻酔をして手術を受けてる患者のビデオを撮ってきて，それを休憩時間に私たちに見せて説明しておられた。もちろん手術の部位はカーテンなどで見えないようになっているけれども，患者自身は手術を受けながら，にこにこ笑っていろいろしゃべっているという状態だった。現在でも催眠で麻酔をやってる国があるんだということに，ちょっと驚かされた。

そのビデオの患者の様子を見ていると，メスメリズムなどでやっているような，催眠のある種の夢遊状態というか，手術を受けているという現実感覚がない状態の患者の様子だったような印象をもった。こういった形の催眠の効果を期待する患者もいらっしゃり，催眠中に自分の意識がなくなったりすることによって痛みもどこかに行ってしまうというような，古典的であるけれども，そういったものが非常に効果的だと思っている。そういう誤解をされている患者もいて，そんな場合になかなか治療が難しいのである。

2．催眠疼痛コントロールと直接症状除去（＋自我強化法）

催眠利用の歴史の中で次に紹介したいのが，「催眠疼痛コントロールと直接症状除去（＋自我強化法）」である。これは，催眠研究者のジェイムズ・ブレイド（James Braid，1795-1860）が行った直接症状除去暗示を利用したもので，ブレイディズムと呼ばれる方法である。威光暗示[注3)]を使った直接症状除去法によるものである。これはいわゆる生理心理学モデルというか，神経学的手法による鎮痛の部分である。どのようなことを行っているかというと，「感覚皮質，一次耐性感覚野への催眠暗示効果」である。これは，パス法による古典的・伝統的な誘導技法で，ブレイドが行ったのは，凝視法という催眠誘導を使って患者の注意集中を高め，その状態をつくることで患者に感覚麻痺を起こさせてから，直接症状除去暗示を加えて鎮痛を起こさせるという方法であった。

これは催眠のトランスの中で，意識が集中している間に，変性意識状態になったところを使って，「痛みがとれます」「痛みが軽くなる」というような直接症状除去暗示を使い，それに加えて，自我強化を目的とした直接暗示，例えば，「痛みがうまくコントロールできている」「痛みに対して負けない自分ができています」などの直接症状除去暗示を組み合わせてやっていたのである。これは明らかに，疼痛をコントロールするという意識で，催眠状態を直接症状除去のために使うという使用方法で，効果があったということは検

注3）威光暗示とは，暗示内容ではなく，社会的に重要な人物や機関の権威性を利用して暗示効果を高めようとするもので，患者にとって権威的な存在である治療者が発する暗示が無批判的に受け入れられてしまう状態のことを指す。痛み治療における古典的催眠療法では，患者がその権威性を認める治療者によって発せられる「痛みがなくなる，消える」という暗示が，直接症状除去暗示として有効に働いた。

証されたようであるが，それも麻酔薬などが開発されてくる中で，麻酔薬ほどの効果はないというエビデンスが後の研究によって出されている。

こうした研究に併せて，痛みの研究などでは，ヒルガードが熱傷治療における催眠疼痛コントロールの研究を行っている（Hilgard, 1975）。ヒルガードについては，ここでは話がそれるのであまり詳しくは述べないが，彼は「新解離理論」という催眠理論を打ち立てて催眠鎮痛を実験的に証明した。その考え方によると，痛みを知覚している自分と，その痛みを観察している，いわゆる「隠れた観察者」がおり，それらが，催眠によって解離した状態になっているのだという。

このことについては，今，細かい説明をすると，誤解を招くといけないので，そういった形で考えていく研究が進められてるし，痛み治療に対しての線維筋痛症などを中心に，系統的な研究が，こういった研究者によってなされていると述べるにとどめる。これらも一応，いわゆる生理心理学的モデルによる鎮痛であるという形で，仕分けをした。

いずれにしても，痛みそのものに対してダイレクトに催眠の暗示を使うという方法を，ここまでの催眠利用の歴史の中での２つの大事なやり方として挙げておいた。

３．救急医療などでの催眠適用（主に，情動〔不快感〕調整）

１）緊急医療などでの適用例

三つ目は発想が変わって，救急医療などでの催眠適用である。今，フランスでは，消防隊の人も救急隊員も，催眠を使うことを許可されている。その様子を見ていると，通常，救急隊員たちは，事故による怪我などで強い痛みを伴って運ばれてきた患者に対して，救急車の中で落ち着いた声で話しかけ，その際には否定的な言葉を使わないよう注意して，さまざまな痛みを訴えてる犠牲者の意識を痛みに向けさせないようにし，無事である部分を強調するというようなアプローチをとっている。フランスの救急隊の人たちは，トレーニングでこうしたことをやってるようである。その方法としては，

「私の目をじっと見てください」と言う。これは，凝視法のようなことである。「私の目をじっと見てください。何も考えず，体はリラックスしています」と続けるが，文脈的におかしいように聞こえるけれども，いわゆる救急時は，患者自身も強い痛みに意識が集中してしまっている結果，つまり，“痛み刺激”に没入しており，その没入状態が被催眠状態と同じになってしまっている。そのような状態の折には，「私の目をじっと見て下さい」という凝視法のような別の暗示を与えられても，無条件にその暗示を受け入れてしまう意識状態になりやすくなり，その際に「何も考えず，体はリラックスしています」という気逸らし技法による暗示に対しても疑いなく無条件に従ってしまうのである。痛みがある中でリラックスできているという一見矛盾するような暗示が受け入れられてしまうので，鎮痛が得られやすいのである。

これが，気逸らしにつながっているわけであるが，この催眠技法は情動調整につながる役目を果たしている。次に挙げる事例は水谷みゆき先生（水谷，2016）の事例から引用させていただいたものである。その患者は尿路結石で緊急手術をすることになっていたのだが，手術までの間の痛みはオピオイド系の鎮痛薬で一時的に治まり結石も自然排石したらしい。ところが再び痛み出した。しかし，医師の到着が遅れ，痛みが増幅して，その際の救急対応として催眠を使用した事例を，水谷先生が書かれていた。非常に巧みな方法なので，紹介したいと思う。

「消防士たちは落ち着いた声で話しかけ，否定的な言葉を使わないよう注意している。犠牲者の意識を痛みに向けさせないよう，無事である部分を強調する。そして，患者に向かって，**『私の目をじっと見てください。何も考えず，体はリラックスしています』**と救急車内で声をかける。」

これは，「（医師の到着の遅れに対する）患者の不安を支持的に取り除きつつ」，ここがとても大事なところである。これはエリクソン催眠等，いろんな催眠の技法にすべてつながっていく，催眠療法の一番，基本の部分なのであるが，そういったことを実践した事例である。具体的には，（医師の到着の遅れ）に来する患者の不安を支持的に取り除きつつ，「ちょっと大きな息をしてみませんか？　スーッと鼻から息を吸ってゆっくり長ーく，吐いていきます」。こういった形で，痛みそのものに気が向いてるのを，そういった形で，少し逸らす方法として自律神経系の調整を目指して，呼吸法を取り入れて，やっていったという報告である。「ちょっと大きな息をしてみませんか？　ゆっくり長ーく吐いていきます」という言葉がけをし，それに対する患者の様子を，ちゃんと肯定的に見ていく。「そう，いいですよ」という形で，その患者の様子を肯定的に受け止めていって，「そして，今，床の上に立っている足元がわかりますか？　そう，足の裏が床を感じていますね。何だかどっしりと落ち着いてきました」と声をかける。

これは，情動調整を図るという意味で，気を逸らすという側面と，いわゆるグラウンディングじゃないけれども，患者の意識を足の裏の方に向けていって，そして，自分がちゃんと自立，つまり自分の足で立っているということを自覚してもらう。水谷先生がそう意識されてるかどうかはわからないけれども，軽い意味での自我強化のような，自分の主体性をちゃんと取り戻すという方法になっている。

2）救急医療における鎮痛の脳科学的見地

救急医療における鎮痛の脳科学的な見地について少し調べてみると，「脳科学的には，大脳前部帯状回皮質の関与による鎮痛で，主に情動調整によるものと考えられる」とある。このあたりの研究は，すでに画像診断結果で示されている（Rainville, Bao, & Chrétien, 2005）。「『気逸らし法』などの催眠誘導暗示により，心理的葛藤処理を行うことで鎮痛効果を得る」というのが1つのみそである。だから，この時の鎮痛の発想は「痛みがとれますよ」ではないのである。「痛みは気になりませんよ」という暗示戦略なのだ。痛みそのものを直接とるというのでなくて，痛みの部位から気を逸らすという暗示戦略なのである。それは，ヒルガードが「隠れた観察者」という考え方で示した，「痛みを感じていると評価する自分」と分けて認識することができるという，ある種，解離的な事象としてとらえ直すことによって鎮痛を図るやり方になっている。これについては，今この時点で，私の方から，脳科学的な説明はできていないが，これから先の催眠療法の中でエビデンスをきちんととるためには，こういったことを整理していかなきゃいけないのではないかと考えている。

先の自分自身の治療経験でも述べたように，催眠療法で劇的によくなっていくタイプの方というのは，痛みそのものがとれるという治り方でなくて，痛みが気にならなくなってくるという暗示戦略が，非常に効果的に働いているのではないかと感じている。

3）救急医療における催眠適用の視点

緊急医療における催眠適用への視点について述べたい（表4−2）。

表4−2に沿って言うと，救急医療における催眠適用の視点で重要なのは，1番目，2番目にあげた視点，特に治療者の共感的・支持的対応が治療的会話になるという点である。ミルトン・エリクソンの催眠の中には，Yes Setという方法がある。その方法では，催眠のトランスの中で，共感的・支持的な対応を使って，単に治療的会話をするだけではなくて，催眠誘導をその中で進めていくのである。水谷先生の例ではそういう方法がとられているように私には思える。私がアメリカのフェニックスでエリクソン財団の研修を受けた際に，エリクソンの催眠治療ビデオを視聴していた時にそのことを実感した。

表4−2　救急医療における催眠適用の視点

1．救急の患者は催眠トランス（自発的トランス）に入りやすい。
2．治療者の共感的・支持的対応が治療的会話になる。
3．注意をひきつける（or 気逸らし）手続きそのものが催眠誘導になる。
4．呼吸調整が自律神経系の調和を促進する。
5．疼痛部位ではなく，別の身体部位（例えば，下肢）に注意を誘導すると，結果的に「気逸らし技法」となり，精神的緊張をゆるめるのに有効。 （cf. 慢性痛への催眠適用（催眠カタレプシー利用），松木，2017）

（水谷，2016; 松木，2017）

そして3番目に重要な点は，「注意を引き付ける（or 気逸らし法の）手続きそのもの」が催眠誘導になるという点である。これは，ミルトン・エリクソンの方法でいうならば，少し戦略的な方法の中にも，入ってくるようなものだと思うが，そういったことが，救急医療の中では，非常に効果的に役立っている。

そして4番目，当然のことではあるが，催眠のトランス状態がもってる，自律神経系の調整機能を促進する力も重要である。

5番目に，「疼痛部位ではなく，別の身体部位，例えば下肢に注意を誘導すると，結果的に『気逸らし技法』となって，精神的緊張を緩めるために有効」という考え方である。これは，水谷先生が述べているのと，少し近いものであるが，私の発想は，後の事例で述べるけれども，慢性痛に催眠を適用する時に，1人の患者の中に，たまたま起こったフリーズの状態の際に，1つは催眠カタレプシーを使う。それと同時に，催眠カタレプシーは，腕や足のある一部分はカタレプシーを起こしているけれども，それ以外の部分は非常にリラックスしているという，リラクセーションの暗示を使っていく。そのような併用した方法を使っている。こういった方法によって，やっていけるということで，こういう救急医療における催眠適用の視点から，いろいろな催眠療法の知恵というようなもので，これは，催眠療法だけに限らず，私が本章から感じていただきたいのは，催眠状態で生じる特異な現象を，催眠を使っているから生じると考えるのでなく，本来，人間そのものの中に潜在的に存在する人間の行動変容の不思議さ，感覚・知覚の変化の不思議さを非常にわかりやすく具現化して私たち治療者に示してくれているのではないか，と考えてみるということなのである。要は，人間が本来もっている潜在的能力を内的喚起する「治療の場」（松木，2018）を治療者は患者に提供しているのであって，治療者が催眠技法を使って患者を意図的に変容させることをやっているのではない，と筆者は考えているのである。

こういった催眠療法を中心に説明しているが，私は，さまざまなほかの治療法，鍼灸治療であるとか，リハビリのような運動療法であるとか，そういったものにも非常に関係すると感じている。先日，スポーツトレーナーの先生がスーパービジョンに来られて，その先生のお話と本章の内容は，非常に共通する部分があった。催眠だけの現象というふうにとらわれずに，考えてもらえたらいいと思う。

4．ミルトン・エリクソンによる末期がん患者への疼痛治療の成功例

ミルトン・エリクソン（Milton Hyland Erickson，1901-1980）という，アメリカの催眠療法家として知られる精神科医の，「がん性疼痛患者へのトマト苗の症例」（Erickson, 1966）というものがあるが，この症例の治癒機制については，いかなる催眠テクニックが鎮痛効果をもたらしたかの明確なエビデンスは示されていない。けれども，さまざまな研究によれば，生物学的，大脳生理的には，先ほど述べたような，感覚皮質と前部帯状回皮質の結合的な関与（Rainville, 1999）と，その真逆ではないけれども，心理的な解離という状態とプラセボ効果（Evans，2001）であると，そういう考え方を言っているのだとされている。これは『現代催眠原論』（高石・大谷，2012）から引用させていただいた。

先にも述べたように，私がフェニックスのエリクソン財団での研修を受けていた際に，エリクソンの臨床ビデオを観たのだが，そこでは，痛みの治療にも適用されるようなエリクソン催眠の興味深い技法であるところのYes Setという技法が実に巧みに使われていた。エリクソンは，患者が今の状態ですべてYesと肯定的に頷ける説明（治療的会話）をしながら，同時に催眠誘導をし続けるのである。がん性疼痛に苦しむ患者の人生を肯定的に振り返ることを通して自我支持を繰り返し，同時に催眠誘導を続けることによって自我強化を行っていくというやり方であった。エリクソンが実際の臨床で行っていた方法なのであるが，患者にとっては痛みを克服するのに役立つ催眠療法だったようである。

また，詳細をここでは述べないが，エリクソン催眠の特徴的な技法である“アネクドート[注4)]”や“メタファー[注5)]”が使われて，自我支持を一方で行

いながら，同時に催眠を深めていくことも進めている。患者自身は催眠を深める作業を行われていることへの気づきはないままに深まっていく。そうした催眠療法過程を経て痛みに対する自己コントロールを自発的に行っていくのである。「がん性疼痛患者へのトマト苗の症例」の男性患者は，痛みによって生活自体もままならなかったのが，エリクソンの催眠療法を受けることで，がんによる痛みを抱えながらも自分自身の仕事での生きがいを思い出しつつ，痛みを克服していくという流れで紹介されている。

どのような催眠テクニックが鎮痛効果をもたらしたのか，そのエビデンスは？　という詳細については私もわからないのだが，総合的に，そういった方法をミルトン・エリクソンは，やっていったのではないかと，私自身は考えている。

Ⅴ　事例で学ぶ慢性疼痛難治例の催眠療法

最後に，先に述べた，ワシントン大学のジェンセン博士の編集された本に掲載された私の事例について述べたい。この事例を通して，読者の皆さんに感じるところがあればと思う。本事例は個人が特定されないように修正を加えている。

注4）アネクドートはエリクソン催眠の中で使われた革新的な技法である。日本語では逸話，物語と訳されるが，エリクソン催眠で使うアネクドートは，単に逸話や物語という意味以上の治療効果が認められる。それは，患者の生活の知恵や工夫を含んだ逸話を通して，患者の無意識をリソース（治癒力）として活用する点，また，暗示の与え方も直接的でなく間接話法を用いて間接的にアプローチすること，加えて，メタファと併せて多重で多層な意味をもたせることによって治療効果を高めている点で非常に優れた技法である。

注5）メタファは，アネクドートと並んでエリクソン催眠の重要な治療ツールである。メタァの使用が間接的であるがゆえに患者の無意識へのアクセスが行いやすくなる点，メタファの使用によって患者に新しい視点による解決を導き出しやすくする点，さらには，アネクドートとの併用によって多重で多層なアプローチが可能になる点などが，従来の古典的・伝統的な催眠技法とは大きく異なる点である。

1．主訴と経過の状況

この患者は，自家用車を運転中に交通事故に遭って，右上肢骨折と頸部損傷をしたということで，右の上肢を手術したのだが，その手術したことでの痛みと，頸部にむち打ちのような，頸椎の損傷のようなものも少しあったのだが，そのことによる頸部と右上肢のしびれを伴った痛みを訴えて来られた。痛みに対するさまざまな治療をされており，神経ブロック注射，機器による運動リハビリ，鍼灸治療なども試みたけれども，うまくいかず，それから数カ月たった後，右半身を中心として全身に強い痛みが広がっていったという。その時の職場での緊張感が，痛みが増幅してることに関係してるのではないかということで，それを軽減するという目的で，自律訓練やリラクセーションを中心とした催眠療法が有効ではないかと判断され，主治医から紹介された事例である。しかしながら，リラクセーションによる治療を開始した直後に，患者はフリーズした状態になってしまい，結果として，催眠カタレプシーとリラクセーションを同時併用するというような，臨床催眠の工夫をしたケースである。

2．治療経過と心理的変化の推移

1）第1期：鎮痛の困難と患者の痛みに対する「語り」

簡単に流れを紹介すると，第1期は，鎮痛の困難で，当初医学的検査，スクリーニング検査では痛みの原因となることが特定できず，上記のような治療を試みたが全然うまくいかずに，いろいろ治療しても一時的な効果は認められるけども，どんどん痛みが増悪し，慢性化したという。

私は臨床心理の専門なので，患者が，その痛みに対してどのような語りをするのかというのを，どの患者の場合でも，かなり注目している。この患者の痛みに対する語りを聞くと，一番前面にあるのは，皮膚感覚を中心とした痛みの訴えである。これは例えば，「皮膚の表面に軽く触れただけでも痛みはじめる」とか，「表面のピリピリした痛み」であるとか，「温度差や，空気の流れによっても痛みが誘発される」といったような語りが，非常に多かった。皮膚感覚を中心にした痛みを訴えられるということは，皮膚が対外的な接触の部分であることを考えると，皮膚感覚を中心にした痛みの心理社会的要因としては，対人関係でのストレスなどが考えられるのである。だから心理的な要因としては，対人関係とかそういったものに，痛みの反応が向いているのではないか。私たち臨床心理の仕事をしているものは，そんな観点から心理社会的要因について連想するのである。

さらに，患者の痛みに対する語りには，内臓感覚を中心とした痛みの訴えも加わり，「体の内部の押しつぶされるような，ぎゅっとした痛み」というような，内部感覚を中心とした痛みが加わった。最初は，皮膚感覚の痛みということで言っておられ，それから内臓感覚のぎゅっとした痛みが加わったということである。また，これは最初の皮膚感覚の方に入れるべきかもしれないが，突然に発汗することがあったり，その発汗が原因で書類整理の仕事に支障をきたすことがある，というようなことも訴えておられた。

2）第２期：リラクセーション法の失敗とその後の「語り」

そうしたことを訴えておられたので，たいへんな過緊張の状態，交感神経が興奮した状態が，痛みとともに強くなって，それに対する処理がうまくいかないのだろうということで，主治医の先生の指示に従って，基本的にはリラクセーション法を行った。もちろんカウンセリングなので，職場の話等いろいろなことも聴いて，心理的な側面からのカウンセリングも同時に行っていたのだが，それに併せて身体的なアプローチとして，自律訓練法とかリラクセーション法などを同時にやっていった。いわゆる言語的なカウンセリングで，話を聞く，傾聴するという，そういう姿勢と同時に，身体的アプローチとしての自律訓練法，リラクセーション法を行ったのである。

ところが，それで鎮痛が得られるどころか，痛みの軽減を目的としたリラクセーション法中に，突然，フリーズ状態に陥ってしまった。リラックスして楽になっていきますよという形で，力を緩めて身体全身がリラックスするのをフィードバックしながらやっていくと，後でわかるのだけれども，こういったリラクセーションの方法で身体が緩まっていくということが，どうも，なにか「自分の処理しがたい出来事の再体験を誘発してしまう」。具体的な内容は書かないが，要するに，過去の虐待経験とか，いじめの経験とか，そういったものが，その痛みと同時に再現されてしまう。その体験が再現しないように，必死になって緊張して自分自身を守っていたのが，リラクセーション法によって，そのガードが緩んでしまって，結果としては，その痛みが増幅するという，そんなことになっていたのである。

具体的な内容は書けないので，連想しやすいように，リラクセーション法の痛みに対する患者の語りを挙げておく。リラクセーション法によって，「最初は穏やかなゆったり感を味わえていた」が，「次第に身体がカーッと熱くなって」，「（人に）触られた際に熱く痛くなる時の感じや皮膚の表面のピリピリした痛みが思い出され」，「涙が止まらなくなった」，「じっと座っていると痛みを感じてしまい座り続けられない」というような語りである。この人の心理社会的な職場での状況とか，家庭内状況とか，結婚相手との関係とか，そういったものが，非常に象徴的に語りの中に示されているということを，この時に感じた。

患者自身の語りで，たいへん印象的だったのは，「やはり，気を抜くとろくなことはない」という言葉である。これは，決定的な言葉であるように私には思えた。そうか，緩めるわけにはいかないのだなという，痛みを緩和するという意味で，リラクセーションは非常に効果的なのだけれども，それで，心身の緊張を緩めてしまうと，どうも，ろくなことはないという。その，ろくなことがないというのが，痛みの増幅という結果になったようである。

職場での緊張感などについては言語面接の折に話してきていた。その時の語りをずっと聞くと，職場では「いつもピリピリ」しているし気詰まりな感じ，それと，なにか衝動的に，「カーッと熱くなる」感じとか，「癪に障る」とか，「まとまらない」とか，「固まらない」とか，こういった「語り」によって職場環境への不適応感などを表現されていた。

ただ，職場のトラブルだけでは，そこまでならないのではないかと思ったが，ある時，ずっと話をしていて，過去の生い立ちの中で経験した親からの虐待を伴う理不尽な扱い，虐待のケースを経験された方はわかると思うのだが，例えば親に，自分はこういうつもりで，こうしたのだと言うと，「また，そんな言い訳して！」と言われて怒鳴られたりとか，どう表現したって受け入れてもらえないというような，その時の気詰まり感とか，または親を怒らせちゃいけないと思うようなピリピリ感とか。それと，それを我慢している時に，カーッと自分自身が熱くなってしまうようなことがあって，そういう記憶と感覚が，たまたま痛みの症状と同時に出てきた。これが，リラクセーションすることによって，また，ぐっと増幅してきた。それがあまりにも強くなって，実はリラクセーションの途中で，完全にフリーズ，固まってしまった。詳細は先述の論文に書いてあるので，それを見ていただいたらと思うが，全身が固まって意識を失ったではなくて，体の一部分だけが動かなくなった。そういう状態を，この患者は提示されたのである。

3）第３期：催眠カタレプシー状態利用による一時的な鎮痛体験の獲得とリラクセーション技法併用の工夫とその後の「語り」

そういった様子を見て，リラクセーション体験をする中で生じるフリーズ状態，これを催眠でやると，いわゆる「自発的カタレプシー状態」というふうにとらえ直せないかと考えた。臨床の知恵である。これはたまたま，痛みがある右腕の手術を受けたところが完全に固まってしまったという状態になってしまったけれども，私にはその状態が，催眠誘導中に起きてくるような，臨床的にはカタレプシー状態と非常に似通った感じに思えたので，ひょっとしたら，自発的なカタレプシー状態というふうに把握し直して，それを利用する形で，苦肉の策として，催眠カタレプシーによる感覚麻痺での鎮痛を，まず体験してもらった。右腕が全然動かないという状態となっていたので，不動状態というカタレプシーが起こっていると思われたのである。通常，催眠カタレプシーが生じている不動状態では，感覚麻痺が起こって痛みも感じない状態になることが多いので，この時にもその患者の腕に触れて確認したが，「痛みもあまり感じない」ということであった。

そこで，やめてしまうのではなくて，その固まった部分については鎮痛は達成できてるので，そこに加えて，ここはもう臨床の智恵のようなものであるが，ひと工夫を加えて，「カタレプシーを起こしている部位以外はリラックスできている」というふうに，気逸らし法と同じような形で，両方を同時にやっていくという工夫をした。この時の体験が患者にとっては効果的であった。催眠カタレプシーを利用することによって，鎮痛体験をもう一度，本人に獲得してもらうということと，カタレプシー以外の場所でのリラクセーション法を併用する試みが，いわゆる情動調整に役立つということで，鎮痛をもたらしたと推測される。

この時の状況を，患者の語りでいうと，痛みによって「触られてピリピリした状態」であったものが，催眠カタレプシーを起こすことによって，「触られてもピリピリしない」という「語り」に変わり，痛みの感覚に変化が生じたのである。それと「熱くなる感じがない」「うまく固まっているのが面白い」という表現になっている。これは，感覚麻痺による鎮痛が得られて，古典的な催眠の鎮痛と通ずるようなところがあると思うのだが，結果的にそういった方法になったのである。

そしてもう１つは，同時にリラクセーション法を使って，心理的な鎮痛体験も味わってもらったのだが，その時の「語り」では，この人が良くなっていくのを想像させるような，「カーっと熱くなるのでなくゆっくりな温かさ」，「ピリピリじゃなくてふわふわ」，「滞りがなく流れているような」といった表現に変わってきたのである。痛みに対する緩やかな感覚の統合と，痛みの緩和の体感的受容というのがうまく進んだ。身体レベル・心理レベルの鎮痛体験が同時的に展開することで，この方はうまく解決した。その後，催眠カタレプシーの方法を使って，催眠カタレプシーを人工的に催眠の中につくって，自発的な努力で，それを外していくという，そういう方法でやっていったという事例である。

この１回の経験を通して，その次の治療からは，人工的に催眠でカタレプシーをつくる作業をして，そのカタレプシーに対して，どこかに自分の気持ちを集めていくことで，この固まった状態を緩やかにほぐしていくことができますよ，というトレーニングをしていった。つまり，カタレプシー自身の自己コントロールをすることができるという，これは間接的な言い方だけれども，自分はトラウマによってフリーズを起こしてしまう，しかしそのフリーズを起こしてしまうという状態そのものは，自己コントロール可能なことだというふうに結びつけようという，そういった臨床的な試みをしたわけである。

そのような経過があるのだけれども，最後に，こういった1つの催眠カタレプシーを使うということの役割について，簡単に説明して，終わりたいと思う。

Ⅵ　難治性の慢性疼痛事例への催眠療法適用の課題

まず参考までに，慢性疼痛事例の催眠療法適用の課題として，「複雑性PTSD」を含む，PTSDのあらゆる症状について，「標準化された催眠療法の適用が困難，もしくは，そうしたパッケージ化された技法が逆に思わぬ症状の悪化を招くことがある」ということを述べておきたい。なお，この点についての考察は，これまでいくつかの論文にもまとめている（松木，2008; 2015; Matsuki, 2019）。

1．難治ケースとなる場合の催眠適用で見られる共通の状態像（表4－3）

そういったタイプの難治ケース，痛みだけではなくて，それ以外の問題も抱える難治ケースで多く見られるのは，「複雑性PTSD」の症状として，「通常のPTSD症状に比して，再体験症状やそれに伴う驚愕反応の過剰さ」「感情制御困難が際立っている」ということである。さらに，「感情制御時に生じるフリーズ状態（不動化，シャットダウン状態）と似た状態が催眠中にも

表 4−3　難治ケースへの催眠適用で見られる共通の状態像

1．通常の PTSD 症状に比して，再体験症状やそれに伴う驚愕反応の過剰さ（Ex. 脅えによる硬直，震えなど），感情制御困難（Ex. 怒りの爆発，感情失禁など）が際立っていること
2．感情制御困難時に生じる“フリーズ状態”（不動化，シャットダウン状態）が（催眠適用中にも）見られること
3．主として解離症状（Ex. 健忘，人格交代など）が状態像の中に見られること
4．身体化された症状（Ex. 痛みも含めた診断分類に当てはまらない訴えなど）がトラウマの再体験のように継続的に起こりコントロール不能に陥りやすいこと

見られる」こと。そして，（前述の患者はそうではなかったけれども）「主として解離症状などが見られる」。そして「身体化された症状，痛みを含めた診断分類に当てはまらない訴えなどが，トラウマの再体験のようにして継続的に起こりコントロール不能に陥ってしまっている」ということが多いのではないか，という見立てを立てた。

2．難治ケースの催眠適用で生じやすい反応について

そこで，そういった難治ケース，特に複雑性 PTSD などに対して，どのような治療をすればいいか。こうしたケースへの催眠適用で生じやすい反応として以下の 2 点がある。「標準化された技法で推奨されるリラクセーション技法や『安心・安全の場』技法が症状の悪化の契機になりやすいこと」，そして，「催眠適用時に感情制御困難に生じる“フリーズ状態”の象徴とも思えるような，自発的カタレプシー状態が見られること」である。こうした反応が生じるので，これは複雑性 PTSD などの臨床の中で，緊張と弛緩というのを，上手にコントロールできるような条件をそろえていくことが，とても大事なんじゃないか，これらの臨床的事実は，難治ケースでの催眠適用に関する新たなパラダイム（催眠カタレプシー利用）を提供しているのではないか，と私は常々考えている。

表 4－4　催眠カタレプシーの臨床利用の臨床観

1．彼らの示す「疼痛による“フリーズ状態”」を“正常で”，“適切な”自己防衛反応として受け止める 2．彼らの示す「疼痛による“フリーズ状態”」は制御不能なものでなく自己コントロール可能なものとして扱う 3．催眠カタレプシー状態と「疼痛による“フリーズ状態”」との関連性を理解する

Ⅶ　催眠カタレプシーの臨床利用の臨床観

最後に，催眠カタレプシーの臨床利用について述べておきたい。慢性疼痛治療において難治ケースとされているものは，心理社会的要因に何らかの心的外傷（トラウマ）が背景として存在することが多いため，トラウマの適切な扱いが重要なものとなる。そこを踏まえて，催眠カタレプシーの臨床利用について述べた上で，慢性疼痛の難治ケースへの催眠適用の工夫についても述べておきたい（表 4－4）。

1．難治ケースに共通の状態像と催眠適用に対する反応

難治性の臨床事例（例えば，複雑性 PTSD［C－PTSD］）を扱った経験のある催眠臨床家ならば，時折，標準化された催眠技法の適用が困難，もしくは，そうしたパッケージ化された技法が逆に思わぬ症状の悪化を招く場合があることを経験しているであろう。

私もこれまでに同様の経験を何度かしており，それに関する事例紹介も行ってきた（松木，2008; 2015; 2019）が，私の経験では，これらの難治ケースには表 4－3 で示したように共通の状態像と催眠適用に際しての共通の反応とがあるように，臨床的事実として感じている。

また，こうした反応を呈する患者は，標準化された催眠技法で推奨されるリラクセーション法や「安心・安全の場の構築」技法が，通常の反応とは異

なり症状の悪化の契機になりやすく，時には催眠療法中に“自発的な”カタレプシー状態（フリーズ状態に匹敵する状態）が生じて，感情抑制が困難になったりする。

私は，こうした共通の特徴を有する患者に対する臨床実践を通して，彼らの示す“フリーズ状態”を適切な自己防衛反応として意味づけた上で，治療的に催眠カタレプシーを作り出し，その後，催眠下での自己努力（もちろん，催眠者の援助は必要なのだが）でそのカタレプシー状態を解く，という工夫を行った。催眠カタレプシーを治療技法として再構成した上でいくつかの事例に適用し，その有効性も確かめられた[注6)]。

この技法は，当初，催眠の臨床適用上の苦肉の策としてなされたものであり，また，その効果研究も十分ではないが，臨床的事実としては難治性事例に対するアプローチとして可能性を秘めているように推測される。

先に提示した慢性疼痛事例について焦点を絞って示すと，以下のような臨床姿勢で臨むことが有効と考えられる。つまり，①「彼らの示す『疼痛による“フリーズ状態”』を“正常で”，“適切な”自己防衛反応として受け止める」という観点。そして，②「彼らの示す『疼痛による“フリーズ状態”』は制御不能なものではなくて，自己コントロール可能なものとして扱う」という観点。③「催眠カタレプシー状態と『疼痛による“フリーズ状態”』との関連性を理解する」という観点。こういった疼痛に限らず，複雑性 PTSD 患者における「心理的表現としての疼痛」はその症状の中の一部分でしかないのであるが，いずれにしても，そういったフリーズ状態として示される疼痛症状を，制御可能なものとして患者に認知させて，自己コントロールできるものとして扱うことが重要と考えられるのである。

注6）PTSD のフリーズ状態と催眠カタレプシーとの共通点は，PTSD のフラッシュバックの際のような除反応は明確には生じないが，一部のケースによっては不動状態に伴って除反応が生じていると考えられること（松木，2008, 2020），体の硬直が見られて不動状態になること，その個所が血流不良の状態になり感覚麻痺が生じること（Matsuki, 2019）などがあげられる。異なる点は，除反応が生じたと推測できたとしても，その状態がトラウマによるフラッシュバックなのかが明確ではなく関連づけが困難なことがあげられる。

2．催眠カタレプシーの臨床利用の試みと手順

次に，催眠カタレプシーの臨床利用の試みと手順についても少し触れておきたい。催眠カタレプシーの臨床利用については，著書（Matsuki, 2019）や催眠カタレプシーの臨床利用の提案（松木，2019）を臨床催眠学会の抄録にて記しているので，参考にしていただければと思う。

催眠カタレプシー自体は催眠療法においては決して珍しい現象ではないが，導入準備として，治療者-患者間の共感的な関係性の構築，特に，催眠のもつ操作性・支配性に関する心理教育を行い，催眠カタレプシー現象に関するインフォームド・コンセントも行うことが重要である。また，被暗示性テストによるカタレプシー体験の再現と見極めも必須である。その上で，以下の手順によって臨床適用を行う。

①催眠下でのカタレプシー体験の再現（催眠誘導技法としてカタレプシーを利用する方法も可能である）

②催眠カタレプシーを起こすことによって，感情抑制や発作性の身体症状の抑制が可能になっていることの催眠下での確認と自我支持（例えば，必要に応じてカタレプシー状態を維持しながらほかの部位のリラクセーションを図るなどの工夫を行い，患者の確認を得る）

③催眠下で催眠カタレプシーを自己努力で外す練習を治療者とともに行い，“フリーズ状態”に対する自己コントロールが可能であることの確認と自我支持を行う

④一連の催眠カタレプシーの自己コントロール練習を後催眠暗示として定着させる

先に挙げた英文での本では，催眠暗示の具体的なスクリプトも合わせて書いているので，読んでいただけると，催眠カタレプシーを臨床利用するということが，複雑性PTSDなどの治療の際に非常に有効であるということを，感じていただけるのではないかと思う。

Ⅷ 簡単な考察と今後の課題

最後に，臨床実践で得られた催眠カタレプシー利用の効果は本物かどうか，それに対する効果研究が必要であるということと，いわゆる複雑性PTSDなどで自然発生的に起こってくる低覚醒状態，フリーズ状態，そういったものが催眠カタプレシー状態と関連があるかどうか，そういったことも検討していく必要があると考えている。

さらにポリヴェーガル理論との関係性[注7]も，実践していく上では重要だなというようなことを考えている。

いずれにしても，慢性疼痛とか線維筋痛症を含めて，痛みの心理的背景が複雑な難治ケースに対しては，薬物治療や神経ブロックなどの生物学的（医学的）な治療方法だけで治療するのでなく，心理社会的要因にも目を向けたアプローチを行う治療姿勢が求められる。こうした点は，わが国の慢性疼痛治療においてもさまざまなアプローチが幅広く実践されているが，催眠療法においては，先ほど紹介したワシントン大学のJensen先生が「催眠のメカニズム－生物心理社会的モデルの開発に向けて」（Jensen, 2015）の中で詳しく著しているので参考にされたい。

催眠の有効性には一定程度のエビデンスがあるとは言われているものの，どのような催眠療法がどのような痛み症状に対して有益な効果をもたらすのかは未解決な問題も多く，今後の大きな課題である。

Jensen先生の言葉を借りると，「催眠療法の有効性に関するスコーピング

注7）ポリヴェーガル理論は，1994年にアメリカの神経生理学者S. W. Poges博士によって示された理論で，人間の自律神経系の進化と社会行動に注目して，心身の状態を3つの自律神経系の働きから説明したものである。従来から言われていた自律神経系のうち，副交感神経系を，極度の危機状況で活性化して，「不動化（フリーズ）」反応を起こす「背側迷走神経系」と，安心・安全な場を提供する「腹側迷走神経系」との2つに分けて示し，心身の状態を3つの自律神経系の働きから説明した。この理論の提案によって，トラウマや精神障害の理解が深まり，対人支援やトラウマ治療に新しい支援方法や治療アプローチが開発されるきっかけになっている。

レビューを眺めると，生物・心理・社会の３領域のすべてを組み入れた催眠の包括的モデルの方が，単一の要因に焦点化した限定的なモデルよりも有用であると考えられる」ということである。

こうした視点は，痛み治療においても同様のことが言えるのではないかと私は考えている。これをわが国での集学的治療などとひと括りにして言ってよいかはわからないが，いずれにしても，生物心理社会的な治療アプローチを行う臨床姿勢をわれわれがもっておくことは重要なことと考えられる。

催眠療法も，これまで重要視されてきたリラクセーション法の効果が必ずしもすべての患者に有効とは限らないので，催眠療法を行う場合も，集学的な発想，心理社会モデルに基いた包括的な治療モデルを考えることが重要なことと考えられる。

参考文献

Erickson MH（1966）The interpersonal hypnotic technique for symptom correction and pain control. *American Journal of Clinical Hypnosis, 3:* 198-209.

Erickson MH & Rossi EL（1981）*Experiencing Hypnosis: Therapeutic Approaches to Altered State.* New York: Irvington

Hilgard JH（1975）The alleviation of pain by hypnosis. *Pain 1:* 213-231.

Evans EJ（2001）Hypnosis in chronic pain management. In GD Burrows, RO Stanley & PB Bloom（Eds）. *International Handbook of Clinical Hypnosis*（pp.247-260）. New York: Wiley & Sons.

原田誠一編著（2021）複雑性 PTSD の臨床――“心的外傷～トラウマ”の診断力と対応力を高めよう．金剛出版.

Heller, L.／松本　功，他訳（2021）発達性トラウマ　その癒しのプロセス――早期トラウマは，自己調整，自己イメージ及び対人関係能力にどのように影響するか．星和書店.

Jensen MP, Adachi T, Tome-Pires C, et al.（2015）Mechanism of hypnosis: Toward the development of a biopsychosocial model. *International Journal of Clinical and Experimental Hypnosis. 63*(1): 34-75.〔松木繁監訳／水谷みゆき訳（2020）催眠のメカニズム：生物心理社会的モデルの開発に向けて．催眠学研究，8 (1): 1-24.〕

Levine, P. A.／池島良子，他訳（2016）身体に閉じ込められたトラウマ――ソマティック・エクスペリエンシングによる最新のトラウマケア．星和書店.

松木　繁（2008）人格障害への臨床催眠法．臨床心理学，8(5): 661-667.

松木　繁（2015）臨床実践に基づく臨床催眠の工夫．臨床催眠学，16(1): 8-13.

松木　繁編著（2017）催眠トランス空間論と心理療法――セラピストの職人技を学ぶ．遠見書房.
松木　繁（2018）無意識に届くコミュニケーション・ツールを使う――催眠とイメージの心理臨床．遠見書房.
Matsuki S（2019）Optimizing the efficacy of hypnosis for chronic pain treatment: How to deal with the limitations of structured hypnotic strategies. In MP Jensen（Ed.）, *The Voices of Experience Series, Volume 2.* Seattle: Denny Creek Press.
松木　繁（2019）催眠カタレプシーの効果的な臨床利用の提案．日本臨床催眠学会第20回大会抄録集，p.29.
松木　繁（2020）解離性障害事例（解離性健忘）への催眠適用．（田中新正・鶴　光代・松木　繁編）催眠心理面接法，pp.119-129，金剛出版.
水谷みゆき（2016）催眠からみた痛みのメカニズム――メカニズムの理解に基づく催眠．鹿児島臨床催眠研究会ワークショップ.
成瀬悟策（1960）催眠．誠信書房.
Porges SW（2011）*The polyvagal theory: Neurophysiological foundations of emotions, attachment, communication, and self-regulation*（*Norton series on interpersonal neurobiology*）. W. W. Norton & Company.〔花丘ちぐさ訳（2018）ポリヴェーガル理論：心身に変革を起こす「安全」と「絆」．春秋社〕
Rainville P, Bao QVH, & Chrétien P（2005）Pain-related emotions modulate experimental pain perception and autonomic responses. *Pain, 118:* 306-318.
Rainville P, Carrier B, Hofbauer MC, et al.（1999）Dissociation of sensory and affective dimensions of pain using hypnotic modulations. *Pain, 82:* 159-171.
高石　登（2005）催眠はいかなる臨床場面でどのように適用されるか．臨床催眠学，6(1): 5-14.
高石　昇，大谷　彰編著（2012）現代催眠原論――臨床・理論・実践．金剛出版.

第5章

慢性疼痛の治療における東洋医学的アプローチ

——遠絡療法の可能性——

外 須美夫

I はじめに

慢性疼痛では痛みが簡単に消えない状態が長く続く。多くの慢性疼痛の患者さんは鎮痛薬が処方されたり，神経ブロックが行われたり，リハビリテーションを続けたりしており，長期間にわたって種々の治療を受けていることが多い。しかし，さまざまな治療にもかかわらず，十分に痛みがとれず，痛みが持続することがある。あるいは鎮痛薬がある程度効くものの，副作用のために薬が使えないこともある。

本章では，慢性疼痛に使われる鎮痛薬について概略を示し，鎮痛薬でとれない痛み，厄介な痛みに，どう対処すればいいかを述べる。特に東洋医学的アプローチ，遠絡療法に焦点を当てる。

II 鎮痛薬

1．鎮痛薬の種類と作用（半場，2004）

最も代表的な鎮痛薬は非ステロイド性抗炎症薬（NSAID）といわれるものである。解熱鎮痛薬のアセトアミノフェンもよく使用される。強力な鎮痛作用をもつ薬として医療用麻薬（オピオイド）がある。一方，鎮痛補助薬と

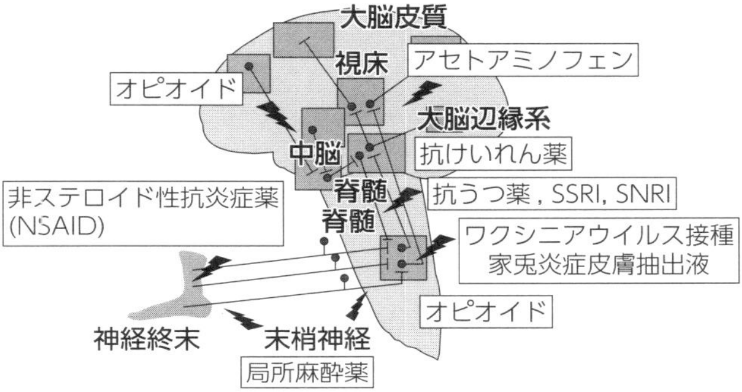

図５−１　鎮痛薬，鎮痛補助薬の種類と作用部位

して，抗うつ薬や抗けいれん薬などが主に神経障害性疼痛に対して使用されている（図５−1）。

１）非ステロイド性抗炎症薬

非ステロイド性抗炎症薬は炎症を抑えて鎮痛効果を発揮する。炎症部位でシクロオキシゲナーゼという酵素を阻害して，発痛増強物質であるプロスタグランディンの産生を抑制する。代表的なものとして，アスピリン，ジクロフェナクNa，ボルタレン，ロキソプロフェン，ロキソニン，インドメタシンやセレコキシブ，セレコックスなどがある。副作用として胃腸障害や腎障害などがある。

２）アセトアミノフェン

代表的なアセトアミノフェンの商品名はカロナールである。解熱と鎮痛の両方の作用をもつ。脳内で作用するということはわかっているが，明確な機序はわかっていない。体温を下げる作用があるので，視床下部の体温調節中枢に働いて，解熱作用を発揮する。頭痛，生理痛，関節痛などさまざまな痛みに効果がある。アセトアミノフェンは，胃腸障害は少ないが，多量で肝障害に注意が必要である。

３）抗うつ薬（鎮痛補助薬）

抗うつ薬は脊髄レベルでセロトニンやノルアドレナリンを増加させ，鎮痛作用を発揮する。このセロトニンやノルアドレナリンが下行性疼痛抑制系に関与する。代表的な薬としては，アミトリプチリンやデュロキセチンなどがこの範疇に入る。

4）抗けいれん薬（鎮痛補助薬）

抗けいれん薬は神経の過敏状態，興奮状態を抑制する薬である。ガバペンチンやカルバマゼピン，最近はプリガバリンやミロガバリンがよく使われている。眠気やふらつきなどの副作用に注意が必要である。

2．オピオイド（医療用麻薬）

医療用麻薬のことをオピオイドという。オピオイドには弱オピオイドと強オピオイドがある。弱オピオイドにはリン酸コデイン，トラマドール，ブプレノルフィンなどがある。強オピオイドの代表はモルヒネである。モルヒネ以外に，オキシコドン，フェンタニル，ヒドロモルフォン，タペンタドールなどがある。

オピオイドを使用する際は，副作用に特別な注意が必要である。眠気，吐き気，便秘，呼吸抑制などがある。オピオイドは，適切に使用すれば中毒，依存症にはならないが，オピオイドが効かない痛みもある。

アメリカでは，2001年から2010年にかけて痛みの10年というキャンペーンを行った（図5−2）。そして，痛みを徹底的に排除するためにオピオイドの使用を勧めた。その結果，オピオイドの過剰投与による中毒死者数が10年で3倍となり，誤用や乱用で救急外来を訪れる人の数が2倍になった。全米各地で治療以外に，娯楽や快感を得るためにオピオイドが使われ，社会的問題になった（李，2012; Foreman, 2014）。全人口の2.7%が麻薬性鎮痛薬・鎮静薬等の処方薬を治療以外の娯楽等に使用するという事態にまで陥った。幸い日本ではこういう状況は招いていない。オピオイドはありがたい強力な鎮痛薬であるが，慢性疼痛に安易に使用すべきではない。

〈どんな痛みにもオピオイドキャンペーン〉
痛みの 10 年 USA（2001-2010）
オピオイド戦争（乱用）といわれる事態へ

- 2008 年の麻薬性鎮痛薬の過剰投与による中毒死者数（15,000 人）は 1999 年の 3 倍（10 年で 3 倍）
- 2009 年の麻薬性鎮痛薬の誤用や乱用で全米の救急外来を訪れた人（475,000 人）は 5 年間で 2 倍に増加
- 全米の 20 歳以上の約 5200 万人（全人口の 20%）が一生のうちに治療以外の目的に薬物を使用（2012）
- 2010 年には全米の 700 万人（全人口の 2.7%）が麻薬性鎮痛薬・鎮静薬等の処方薬を治療以外の娯楽等に使用

図 5−2　オピオイド戦争

Ⅲ　鎮痛薬以外の対処法

さて，鎮痛薬で消えない厄介な痛みにどう対処したらいいだろうか。基本的な考え方は自然治癒力を活用して，痛みに対処するというものである。

まずは，痛みの原因である心身の歪みを整える。痛みは心身の歪みから生じる。身体に何らかの損傷があり，心身に歪みがあると考える。歪んでいる心身を，日常生活の中で整える方法を探る。次に，痛みを処理する脳を調整することを試みる。神経細胞も可塑的な変化を起こす。脳の可塑性をうまく利用して，脳の治癒力を動員して調整する方法である。

1．心身の歪みを整える

心身の歪みを整えるために，姿勢・食事・睡眠・運動を調整する（図 5−3）。

食事も痛みを変化させる。バランスのよい食事をとる。発酵食や抗炎症食を食べる（Maroon & Bost, 2006）。食生活をしっかり整えることが基本である。偏食・過食を回避する。血糖スパイクといって血糖が上がった後の低血糖が

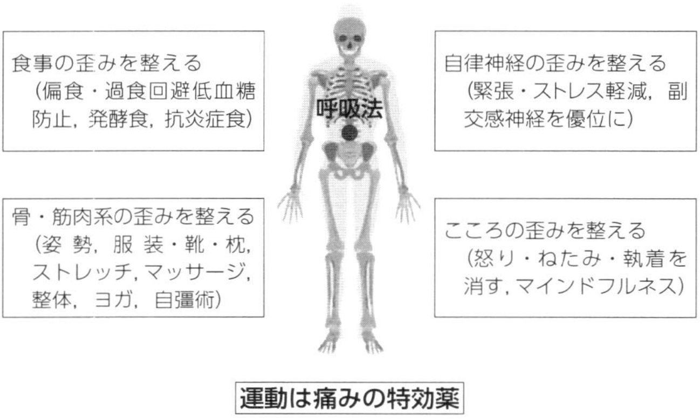

図5−3　心身の歪みの調整

痛みを増幅させるといわれているので，血糖スパイクに注意する（永田，2020）。

次に，自律神経の歪みを整えることも大事である。緊張やストレスを軽減する。そして，副交感神経を優位にする。腹式呼吸法などもその１つである。

痛みは骨・筋肉系の歪みによっても起きる。姿勢や服装や靴や枕を調整する。ストレッチやマッサージ，整体，ヨガも骨・筋肉系の歪みを整えてくれる。

心の歪みをとることも大事である。怒り・ねたみ・執着を解消する。瞑想も，マインドフルネスも心を静めてくれる。

心身の歪みを調整する最も効果的で，しかも簡便な方法は運動である。運動は痛みの特効薬といわれている。痛みを抱えていると運動することは難しいが，可能な範囲で運動を行うことが大切である。

２．脳を整える

私たちは脳のいろんな部位を使って痛みを処理している。痛みの処理に関わる脳部位に焦点を当てて，調整する方法について考える（図5−4）。

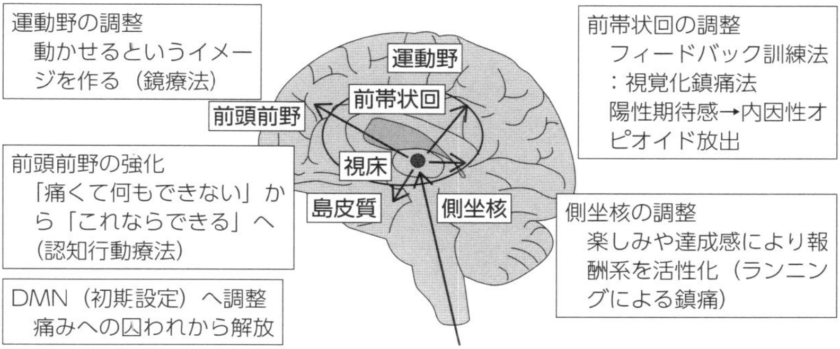

図 5−4　脳の負の歪みの調整

1）前頭前野を整える

前頭前野を整えるとは，認知を修正することである。前頭前野では，痛みをつらく感じ，痛みを誰もわかってくれない，痛みで何もできないと悲観し，やる気が出ず，うつ気分に陥ったり，死んでしまいたいと思ったりする。前頭前野は痛みに過大な負荷を背負わせてしまう部位でもある。

前頭前野を整えることで，負の認知をプラスの認知へと変化させることができる。人間が歴史的に獲得したさまざまな人間的能力，例えば哲学や文学，宗教，芸術も前頭前野の活性化につながる（図 5−5）。だから，前頭前野の調整とは人間らしさを発揮して痛みに対処する方法といえる。

2）運動野を整える

痛くて動かせないという状態から，動かせるから痛くないという状態へ変えていくことが運動野の調整で目指すところである。動かせるという運動野の調整が，だから痛くないという感覚野の修正まで可能にする（図 5−6）。代表的には，鏡を使った方法があり，鏡療法といわれる（Sumitani, et al., 2008）。もし左手が痛みで動かせないなら，動かせる右手を鏡で見て，左手が動いていると認識させる。動くという情報が運動野を動かし，運動野からの情報が感覚野に行き，痛みが減少すると解釈される。

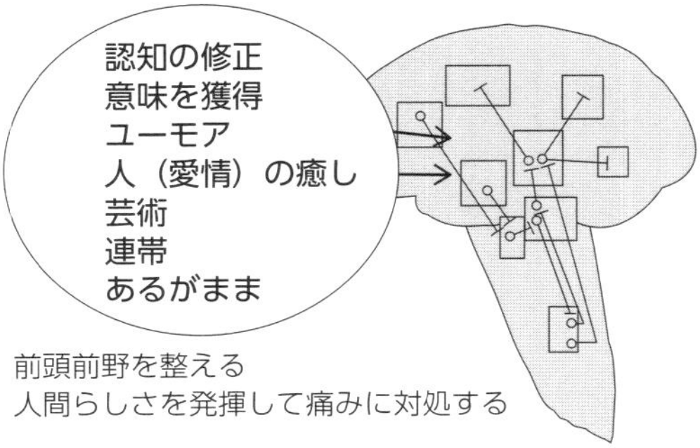

図5―5　前頭前野の調整

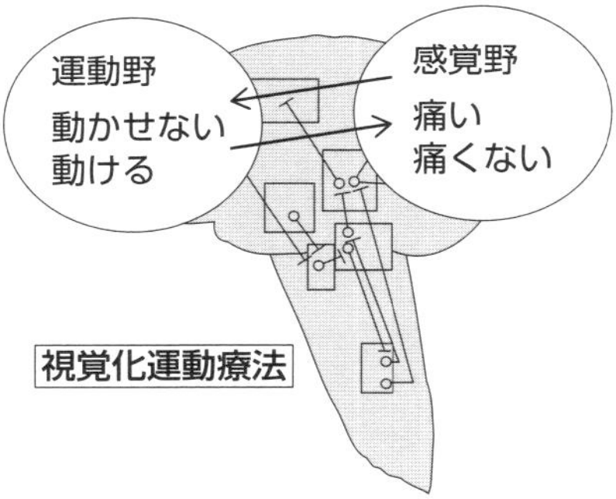

図5―6　運動野の調整

3）感覚野を整える

慢性疼痛では痛覚過敏状態になっている。そこで，ほかの感覚の力を借りて痛覚を減弱させるのが感覚野の調整の目指すところである。最も代表的なものは，触覚である。触刺激が痛みの入力を抑制する。触覚以外にも，嗅覚，視覚，味覚，聴覚といった感覚を駆使して，痛覚を平穏化することも可能である。アロマセラピーも音楽療法もその1つである（図5―7）。

4）大脳辺縁系，その他を整える

扁桃体は緊急事態に迅速に対応するために，生体の覚醒度を高める役割を担っている。慢性疼痛では自発痛の発現に扁桃体が大事な役割を果たしてい

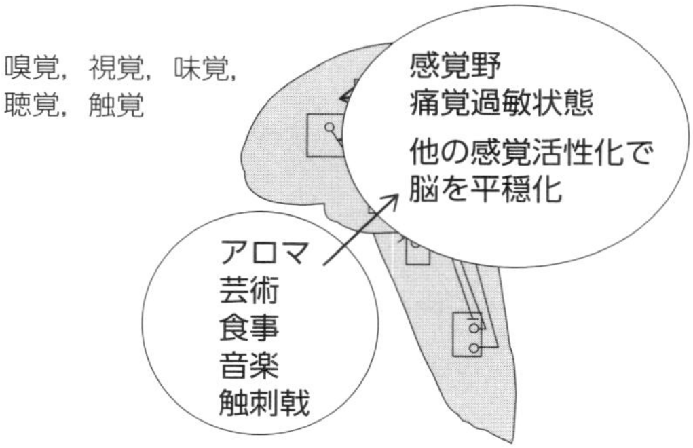

図 5−7　感覚野の調整

ることが示されている（ドイジ，2016; 永沢，2011）。扁桃体は単なる痛みの受動的な情動生成だけでなく，能動的に痛みの制御に関わっている可能性がある。扁桃体の調整は，人間の情動部分の調整なので通常は難しい。しかし，生活環境の徹底した修正や長期間の鍛錬で少しずつ変容させることは可能である。

島皮質は身体の内部状態をモニターして，異変が生じた時に意識化させる機能を担っている（ドイジ，2016; 加藤，2014）。島皮質はまた扁桃体を鎮静化させたり，情動的な気づきや共感に関与したりする（加藤，2014）。島皮質を調整することで情動の鎮静化を図ることができるだけでなく，他者への共感も得ることができる。しかし，この部位まで意識を下ろして痛みと折り合いをつけるためには，深い瞑想（永沢，2011）やマインドフルネス，あるいは森田療法や絶食療法などの特殊な力が求められるだろう。

側坐核は報酬，快感，嗜癖，恐怖に関与する部位で，慢性疼痛ではこの側坐核が減弱するといわれている。だから，この側坐核を強化し活性化するのが大切である。報酬につながる楽しみを見つけるようにする。好きな食べ物，好きな音楽，いい匂い，こういうものは側坐核の働きを高めて鎮痛効果を発揮する。

楽しみだけではなく達成感も側坐核を活性化する。実際に，ランニングによる鎮痛，つまりランニングの鎮痛効果は，側坐核の活性化に関連しているという研究もある（Senba & Kami, 2017）。

3．脳の解放

さて，脳を整えることについていくつか挙げてきたが，脳もだんだん老化していく。だから，脳の老化に期待して，痛みからの解放を願うのもひとつである。冥土の土産に痛みを持っていくという気持ちになると，苦痛が減弱する可能性がある。

慢性疼痛は脳の混乱した状態であると考えると，もはや脳の内部だけでは調整することが難しい。その場合は，脳を調整したり攻めたりするのではなく，脳を解放するという考え方も大切である。

脳を解放するためには，西洋的な物質的思考から東洋的な全体的で流動的な思考への変換が役に立つ。痛みがニューロンの産物であるという脳中心の思考から心身一如，宇宙的合一の思考で痛みに向き合うことが，痛みへの柔軟でホリスティックな対処といえるだろう（図5−8）。

脳を解放するということは，脳から離れて，自然の中で，宇宙の中で，自分を観ることである。心身まるごとが全宇宙であり，大自然の運気のなかに，祈りとともに痛みをいただくことができれば，痛みはたとえ消えなくと

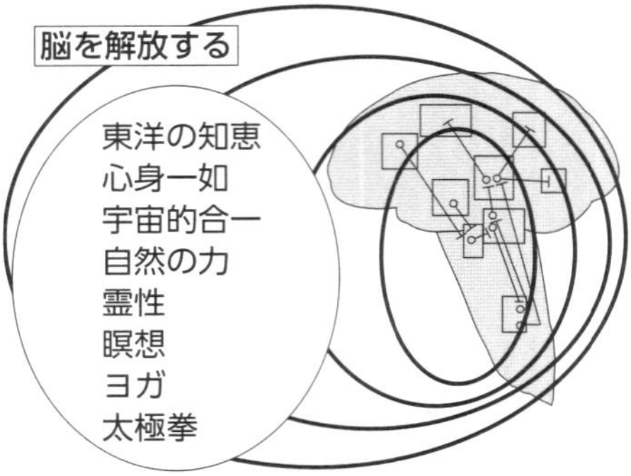

図5−8　脳の解放

も，厄介な痛みに苦しむ心をほぐすことはできる。

日本には自分を自然と一体化して表現する芸術，すなわち俳句がある。17音の言葉で自然の描写の中に思いを表現するのが俳句である。

「鈍痛に貼る一枚の紫雲英田を」　正木ゆう子（2002）

俳人の正木ゆう子は，手術後の鈍痛に，れんげ畑を切り取って，貼り付けた。スーとしてなんと気持ちいいことだろう。彼女は俳句で痛みをほぐしている。

Ⅳ 東洋医学

1．西洋医学との違い

西洋医学は，発痛物質，受容体，ニューロン，伝達物質，MRI 画像など，物質や見えるもので痛みをとらえようとする。一方，東洋医学は，気血水のめぐりの停滞，経絡の滞りが痛みを起こすと考える。痛みを見えないデキゴトとしてとらえる。モノとしてとらえるのではなくて，デキゴトとしてとらえる。

西洋医学は病気の治療をする。そのために病気の原因をモノとしてはっきりさせる。痛みの病因を見つけ出し，退治するという考え方である。科学の力，見える力で攻めようとする（表5―1）。

一方，東洋医学は病気よりも病人の治療に向けられる。1人の人間を全体像としてとらえる。全体のバランスの歪みが病気を惹起しているので，歪みを関連性から正すという考え方である。だから，治療はバランスの歪みの調整が中心になる。そして，生命力，復元力を高めていく。漢方は内側から，鍼灸は外側から，復元力を高めて歪みを調整しようとする（表5―1）。

表5−1　西洋医学と東洋医学の違い

西洋医学	東洋医学
●病気の治療 ●病因が惹起 ●病原，病因を探り，原因を退治する ●痛みの排除，消去 ●科学の力 （見える力）で攻める	●病人の治療 ●バランスの歪みが惹起 ●関連性から正す ●歪みの調整 ●復元力（生命力）を高める 漢方は内側から 鍼灸は外側から

2．痛みと漢方薬

1）漢方薬の基本

漢方薬は，気・血・水の流れの異常を，植物や動物や鉱石を使って改善するアプローチである。例えば，血液の循環の異常で痛みがある場合は，桂枝茯苓丸や疎経活血湯を使うとか，体液の偏在で痛みが起きているなら，五苓散や越婢加朮湯を使う（表5−2)。気の異常で痛みが起きていれば，四逆散，抑肝散，香蘇散などを使うといったふうに，痛みを発生する気・血・水の異常によって漢方薬を使い分ける（花輪，2003)。消耗性の慢性疼痛の場合には，真武湯，十全大補湯，補中益気湯を使って，気のエネルギーを蓄えるという使い方をする。

東洋医学では気の流れを特に重視する。気が不足している病態は，生きる活力が少ないので補気剤を使用する。気のめぐりが悪いと，気鬱の症状が出るので，理気剤を使用する。気が上に衝き上がる上衝の症状には気を降ろす薬を使う。

漢方薬は，名前から効能をある程度，推測できる。補中益気湯は中（おなか）を補って気を益する（気のエネルギーを蓄える)。大建中湯は大人の中（おなか）を建て直す。抑肝散は，肝（かんのむし：イライラ）を抑える作用がある。十全大補湯は十全に（すべての要素を）補う薬で，治打撲一方は

表５−２　痛みと漢方薬

血液の循環障害による痛み：桂枝茯苓丸，疎経活血湯 体液の偏在による痛み：五苓散，越婢加朮湯 気の異常による痛み：四逆散，抑肝散，香蘇散 消耗性の慢性痛：真武湯，十全大補湯，補中益気湯

「漢方診療のレッスン」花輪壽彦，金原出版，2003

打撲による症状を治すことができる。このように名前から効能が推測できるのが漢方薬の１つの特徴である。

漢方薬は副作用が少ないとはいえ，注意が必要である。アレルギー反応や副作用を知った上で使う必要がある。特に，多くの漢方薬に含まれる甘草は偽アルドステロン症をきたすので，要注意である。

２）精神と漢方薬

東洋医学では脈診，舌診，腹診といった診察を行う。特に腹診，腹部の触診を大切にする。腹診からわかる腹証の中に胸脇苦満という所見がある。季肋部（横隔膜の部位：胸脇）に腹側から手の先を入れて押すと，痛み（苦満症状）が出ることを胸脇苦満という。胸脇苦満は気の流れが横隔膜で障害されていることを意味する（花輪，2003）。

Shizophrenia という精神科疾患がある。分裂病（今の統合失調症）のことで，Shizo（分かれるという意味）＋phren（横隔膜）から，横隔膜で分断された病態を，精神の病（分裂病）と名づけた。横隔膜が分裂する時，精神も分裂するという意味があり，このことから西洋でも，精神と横隔膜が関連づけられていた歴史が見てとれる。

横隔膜を隔てる気の流れの障害が精神の不調を起こすと考えられており，胸脇苦満がある人は精神的な不調を抱えていると解釈することができる。胸脇苦満がある人に柴胡剤がよく使われるが，柴胡（サイコ）は精神の psycho と発音が同じであり，柴胡剤と精神的な不調をつなげると覚えやすい。

実際に柴胡剤は，自律神経や中枢神経系の乱れの調節に使われる。柴胡剤には抑肝散や四逆散，香蘇散，柴胡加竜骨牡蛎湯などがある。

3．漢方薬以外の東洋医学

漢方薬を使わない東洋医学的アプローチに，経絡療法として鍼灸や遠絡療法がある。

1）経絡療法：鍼灸

気・血・水は経絡という道を流れている。経絡の役目は，気・血・水の通路であり，また体内の連絡網でもある。いわば補給路と通信システムを兼ねている。

鍼灸は，気・血・水の歪みを鍼灸の力で正常化しようとする。体表にある経絡を鍼灸で刺激し，滞った流れを正常化するのが鍼灸治療の基本的な考え方である。

経絡のうち最も重要なものは，各臓腑を通り体表面に分布する十二の経絡と，体の前と後の中央に分布する２つ（任脈・督脈）の経絡である。十二経絡には，一定の法則のもとに関連ある臓腑の名前がつけられている（肺経，腎経，大腸経など）。

ツボ（経穴）は十四経上の気が外界とつながるところで，外界との間で気をやりとりする場所である。このツボに鍼や灸で刺激を与えれば，これが経絡を通じて臓腑や全身に伝わり治療が可能になる。

鍼灸では特に虚実が重要になる。過剰になるのが実であり，不足するのが虚を意味する。症状が虚（不足や低下）なら補う治療を，実（過剰や亢進）なら取り除く瀉の治療を行う。

例えば，押さえて気持ちがいい痛みは，虚証の痛みである。何かが足りなくて痛んでいる。また，押さえると痛がる場合は実証の痛みで過剰や邪魔物（邪気）で生じている痛みである。鍼で治療する場合は，虚証の痛みには補法，実証の痛みには瀉法を用いる。補法と瀉法の違いは鍼の方向や押し方で分かれる。経絡と同じ流れの方向が補法で，逆の流れの方向が瀉法になる。

どこにどのように鍼を刺せばいいのかについては，診察所見や，症状がど

表5−3　鍼灸による鎮痛法（安神作用）

安神作用が期待できる鍼灸部位 ● 神門（手首内側の小指側） ● 後渓（手外側の小指側） ● 百会（頭のてっぺん） 痛みが激しい場合は鍼を打つかお灸をすえる

藤本蓮風「経穴解説」2013

こで（表裏），何がどうして（虚実），どうなっているのか（寒熱燥湿）を分析しながら決めていく。

2）痛みに対する鍼治療の一例

痛みが続くと心が不安定になる。痛みがあると，感情が動かされ，心神が不安定になる。そこで，心神の不安定を安定（安神）化することとで痛みを軽減する方法が用いられる（藤本，2013）。心神を安定させ，心気が伸びやかになれば全身の気血もめぐりやすくなり，気血が通じずに痛んでいたところが通じれば，痛みも消失あるいは緩解する。鍼灸で心神をつかさどる経絡に直接アプローチしていくことで痛みを和らげる方法である（表5−3）。安神作用を強めることで，五臓の陰陽バランスも整い，気の流れが改善され，痛みを緩和することができる。

この安神作用を期待して行う鍼灸の場所は，神門（手首内側の小指側にあり，神が出入りする門という意味）と後渓（手外側の小指側で手を軽く握った時のこぶしの横紋の端）と百会（頭のてっぺん）である（表5−3）。痛みが激しい場合はこの神門，後渓，百会に鍼を打つかお灸をすえると効果（安神作用）が出て，痛みが緩和される（藤本，2013）。

4．遠絡療法

遠絡療法は，経絡療法の1つであり，東洋医学の専門家でなくとも，誰にでも治療できるように，わかりやすい理論で構成されている（表5−4）。遠

表５−４　遠絡療法の特徴

1．経絡，経穴の記号化（簡易化） 手の経絡は T，足の経絡は A，陽経 y，陰経 x， 例：TxI（肺経：手の陰経の I 番目のライン） AyIII（膀胱経：足の陽経の III 番目のライン） 2．痛み・重み・しびれの病態（考え方）を明確化 3．治療法を統一（痛む場所に触れず）：**連接**（つなぎ），補強，相補（相克），増流処置，牽引瀉法，季節処置 4．縦・横の流れ重視　AyIII，AyII，TyII，TyIII，AyI，TyI

絡療法は，遠くの経絡に迂回路を作る治療法である。遠くの経絡に連絡させて，気（生命力）の流れを改善する方法である（柯，2003）。

１つの経絡上の気の流れが悪くなると痛みが起きる。経絡上の気の流れが詰まって痛みが起こるのなら，別の正常な経絡に流れをつなぐ。遠くの経絡へ流れを連絡させると，バイパスを作って気が流れるようになる。それによって痛みを治す治療法である。

この方法を開発したのは柯尚志先生で，台湾出身の医師。日本で医師免許を取得し，私も麻酔科で一緒に仕事をしたことがある。彼は中国に渡り，鍼の勉強をした後，この遠絡療法を発見した（柯，2003）。

経絡や経穴を覚えなくともできるように，経絡や経穴の場所を記号化して，治療に結びつけた。経絡や陰陽五行といった東洋医学的考え方と，痛みは脳神経系に主因があるという西洋医学的考え方をミックスして，治療（経穴の圧迫）を行う方法である。経穴を棒で押すだけの治療であり，鍼灸を用いないのが特徴である。

脳脊髄（督脈）の治療には任脈を用い，脊髄神経や末梢部位の治療には各経絡を使う。遠絡療法という名前が示すように，治療は痛みの場所から遠く離れた場所に行う。

１）遠絡療法の基本

まず，手の経絡はＴ（手のＴ）とし，足の経絡はＡ（足のＡ）と略号化

臓腑通治（経絡同士が通じ合う回路）を用いた連接法（つなぎ方）

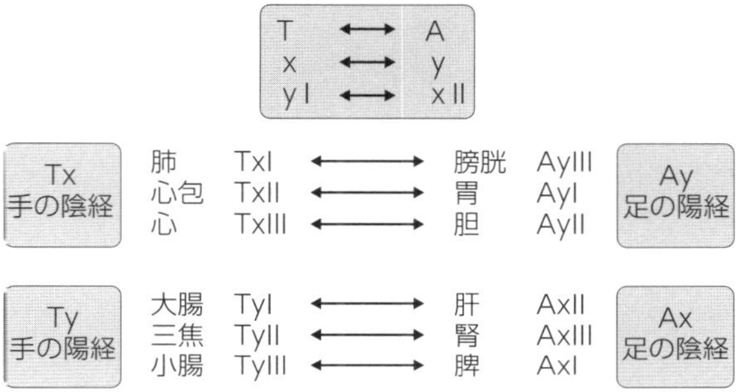

図 5−9　臓腑通治による連接法

する。陽経を y，陰経を x とする。手の陽経と陰経にそれぞれ 3 本の経絡があるが，それを I，II，III と記号化する。足の陽経と陰経にもそれぞれ 3 本の経絡があるので，それを I，II，III と記号化する（図 5−9）。

これで 12 本の経絡を記号で表すことができる。例えば，膀胱系は足（A）の陽経（y）の III 番目なので，AyIII という記号で表す。肺経は手（T）の陰経（x）の I 番目なので，TxI と表す。右左は，それぞれ r と l を前につける。右の胃経は rAyI となる。

あとは，それぞれの経絡上に 1，2，3，4，5，6，a，b，c，d と記号を振り，痛みの場所を記号で同定する。例えば，右の腰部が痛い時は，痛みの場所は rAyIII の 4 になる。それを，rAyIII/4 と記す。

痛みの場所が決まれば，離れた経絡上につなぐ治療が行われる。つなぐ治療は連接法と呼ばれ，最も多く使われる連接法は，臓腑通治という方法である。異なる経絡（臓腑）がよく通じ合う回路が臓腑通治である。例えば，膀胱経（AyIII）は肺経（TxI）に臓腑通治回路で容易に連絡させることができる（図 5−9）。rAyIII の痛み（流れの障害）は lTxI につなぐことで解消できる。右の腰部の痛み（rAyIII/4）は左手の前腕内側（lTxI/1:4）に治療を行う。このとき右側の腰の痛みは左側の手で治療する（遠くを連絡させる）。

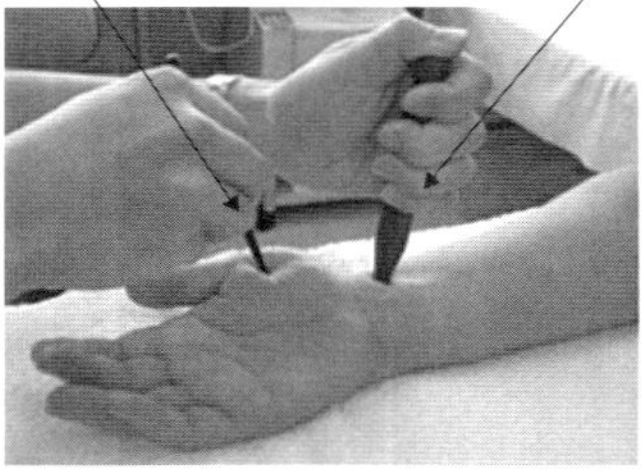

図５－10　遠絡療法の手技

治療には経絡をつなぐ方法として連接法があるが，ほかにも，補強，相補，相克，増流，牽引，季節処置といった治療法がある。それらを理解するには，陰陽五行など専門的な知識が必要になる。

２）遠絡療法の手技

一般的な治療法は簡単で，棒を使って，治療点を押すだけである。実際は，２点を同時に押すことが多い。それは，c-ポイントとf-ポイントと呼ばれる２点である（図５－10）。c-ポイントはcontrolポイントのことで，経絡同士をつなぐために用いる点である。それは経絡上に１点のみ決まった場所にある。一方，f-ポイントはfunctionポイントのことで，痛みの部位に対応する個所で，痛みの部位に応じて決まる。

例えば，左臀部の痛み，AyIII（膀胱経）のｂの部位に痛みがある（rAyIII/b）時，TxI（肺経）を使って治療をすると，TxIのc-ポイントは１の場所であり，f-ポイントはｂの部位になる。だから，治療は，右手のTxIのラインの１を押しながら，ｂを押すことになる（lTxI/1:b）（図５－10）。

３）遠絡療法の特徴

東洋医学的アプローチであるものの，遠絡療法は西洋医学的な側面ももっている。特に中枢神経系へのアプローチがそれである。遠絡療法では，頸椎の1番目（アトラス）をとりわけ重要視する。アトラスの部位で脊髄の流れが障害を受けると，脳幹や下位脳，上位脳に症状が発生するという考え方をする。アトラスから上部の流れが阻害され，蓄積や炎症症状が起きて，自律神経系や脳神経系の症状が発生するという考え方である。

アトラスの部位は，記号でcに相当する。膀胱経（AyIII）や胆経（AyII）のcの部位で流れが障害されると，頭や顔面に痛みが発生する。頭痛や顔面痛は膀胱経（AyIII）や胆経（AyII）のcに問題があると考えて，治療には対応する肺経（TxI）や心経（TxIII）が用いられる。

また，延髄や脳幹の異常で起きる症状（自律神経系の症状や脳神経系の症状など）は督脈（To）の異常から起きると考えて，治療は対応する任脈（Ni）が使われる。任脈は顔面，胸部の正中部を通る経絡であり，治療は顔面（脳脊髄系に対応）や頸部（頸髄に対応）をレーザー等で刺激する。

4）遠絡療法の具体例

50歳代の女性，会陰部痛で受診した。都会の婦人科で膣の外科的処置を受けた。その後から強烈な痛みが起きて動けない。いろんな病院に行って治療を受けたが，良くならない。そして，痛みは右足に広がり歩くことができなくなった。過去に付き合った男性からの暴力に対して強い心的ストレスを負っていた。関東から福岡の実家に戻ってきて，遠絡療法を知り，車椅子に乗って来院した。

遠絡療法を継続したところ，自力で歩行可能な状態まで回復した。痛みがゼロにはならなかったが，普通の日常生活を大きな支障なく行うことができるようになった。同時にPTSDの症状も軽減していった。

40歳代の男性，数年前の交通事故で右手の第一指を損傷し，その後CRPS（複合性局所疼痛症候群）と診断された。遠絡療法を希望して遠方より来院した。自らインターネットや学会情報等を集めて，関西の鍼治療の専門の病院，関東で経頭蓋磁気刺激療法を受けるなど，CRPSに効くという情報があれば，どこにでも治療を受けにいく人だった。遠絡療法で手の損傷部位の痛みは軽減したが，ある日，転倒して，足にも同じようなCRPSが生じた。今も，治療を継続している。

V　おわりに

痛みの治療にはいろんな方法がある。だから，患者さんに合った方法を駆使することが大切である。そこには患者さんの命がある。慢性疼痛で弱った命を復元させる。希望をもたせることが肝要である。その力になるのは言葉である。人間には命を復元する力がある。西洋医学の力もあり，東洋医学の力もある。いろんな力を借りながら，痛みに対処していく，

私は，できるだけ患者さんの痛みの声を聴き，命の声を聴くということを基本に，患者さんに向き合っている。これからの皆さんの，患者さんへの向き合い方，痛みへの考え方，慢性疼痛をもっている患者さんへの対処の仕方に，本文が役に立っていただければ幸いである。

参考文献

加藤総夫（2014）扁桃体，側坐核．（川真田樹人編）痛み診療キーポイント，p.70，文光社．

柯　尚志（2003）消痛革命．土屋書店．

ドイジ，N．／高橋　洋訳（2016）脳はいかに治癒をもたらすか——神経可塑性研究の最前線．pp.165-184，紀伊國屋書店．

永沢　哲（2011）瞑想する脳科学．講談社．

永田勝太郎（2020）血糖値スパイクが万病をつくる．ビジネス社．

花輪壽彦（2003）漢方診療のレッスン増補版．金原出版．

半場道子（2004）痛みを抑える薬物と治療法．痛みのサイエンス，pp.69-86，新潮新書．

藤本蓮風（2013）経穴解説．pp.177-86，メディカルユーコン．

正木ゆう子（2002）句集「静かな水」．春秋社．

李啓充（2012）続アメリカ医療の光と影．医学界新聞2972号，医学書院．

Foreman J（2014）*Opioid wars, Part I, Part II, A Nation in Pain. Healing our biggest health problem*. pp.125-187, OXFORD University Press.

Maroon JC, Bost JW（2006）Omega-3 fatty acids（fish oil）as an anti-inflammatory: an alternative to NSAIDs for discogenic pain. *Surg Neurol 65:* 326-31.

Senba E, Kami K（2017）A new aspect of chronic pain as a lifestyle-related disease.

Neurobiol Pain 1: 6-15.
Sumitani M,M.yauchi S, McCabe CS et al (2008) Mirror visual feedback alleviates deafferentation pain, depending on qualitative aspects of the pain: a preliminary report. *Rheumatology 47:* 1038-1043.

✱ 編著者／執筆者紹介

【編著者】

杉山 登志郎（すぎやま としろう）
1976 年　久留米大学医学部卒業
愛知県心身障害者コロニー中央病院精神科医長，あいち小児保健医療総合センター心療科部長兼保健センター長，浜松医科大学児童青年期精神医学講座教授をへて現在福井大学子どものこころの発達研究センター客員教授。
著書に『発達性トラウマ症の臨床』（金剛出版，2024 年），『TS プロトコールの臨床　解離性同一性障害・発達障害・小トラウマ症例への治療』（日本評論社，2023 年），『発達性トラウマ障害と複雑性 PTSD の治療』（誠信書房，2019 年），『発達障害の薬物療法——ASD・ADHD・複雑性 PTSD への少量処方』（岩崎学術出版社，2015），他多数

【執筆者】

臼井 千恵（うすい ちえ）
2007 年　順天堂大学大学院医学研究科精神行動科学卒業
順天堂大学大学院医学研究科精神・行動科学先任准教授，一般社団法人日本線維筋痛症・慢性痛症学会理事長

外 須美夫（ほか すみお）
1978 年　九州大学医学部卒業
九州大学名誉教授（麻酔・蘇生学），佐賀国際重粒子線がん治療財団理事長
著書に『医療現場はコロナの何に苦しんだのか』（幻冬舎，2024 年），『痛みに悩んでいるあなたへ』（九州大学出版会，2017 年），『麻酔科研修ハンドブック 第 2 版』（海馬書房，2013 年），他多数

松木　繁（まつき しげる）
1976 年　立命館大学産業社会学部卒業
鹿児島大学名誉教授，松木心理学研究所所長，日本臨床催眠学会理事長
『催眠心理面接法』（編著，2020 年，金剛出版）『無意識に届くコミュニケーション・ツールを使う——催眠とイメージの心理臨床』（2018 年，遠見書房），『親子で楽しむストレスマネジメント』（あいり出版，2008 年），他多数

慢性疼痛の精神療法――トラウマ処理，CBT，臨床催眠

2025年1月25日　第1刷発行

編著者　杉　山　登志郎
発行者　柴　田　敏　樹
印刷者　田　中　雅　博

発行所　株式会社　誠　信　書　房
〒112-0012　東京都文京区大塚3-20-6
電話　03-3946-5666
https://www.seishinshobo.co.jp/

印刷／製本　創栄図書印刷㈱
検印省略　　落丁・乱丁本はお取り替えいたします
ISBN978-4-414-41712-8 C3047　　Printed in Japan

発達性トラウマ障害と複雑性ＰＴＳＤの治療

杉山登志郎 著

著者が、長年の経験から工夫を重ね実施してきた、外来診療で安全に使うことができる、複雑性 PTSD への簡易型処理を中核とする治療パッケージを紹介。臨床現場では、トラウマ関連の症例が溢れている。その対応を迫られている精神科医や心理士のためのサイコロジカル・ファーストエイドとしての、このトラウマ処理の手技は、現場のニーズに沿うものである。手技の様子は、本書に掲載された QR コードよりアクセスして視聴できる。

目次

A5判並製　定価（本体1800円+税）

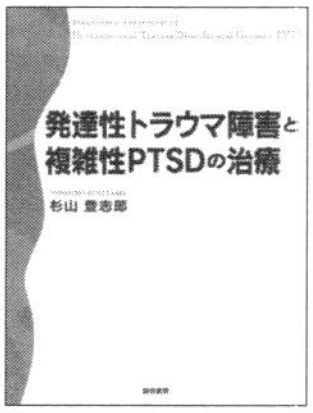

子どものトラウマとPTSDの治療

エビデンスとさまざまな現場における実践

亀岡智美・飛鳥井 望 編著

子どもの PTSD への第一選択治療として最も普及しているトラウマフォーカスト認知行動療法。日本におけるその実証と実践の書。

主要目次

A5判並製　定価(本体2500円+税)

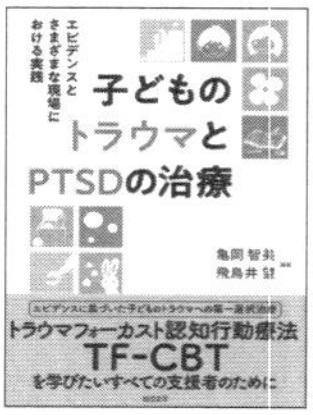